Günter Lehmann

# Rückenschule für Kinder

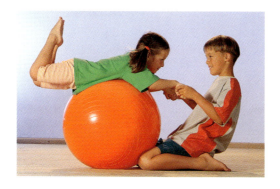

Rückenproblemen spielerisch vorbeugen

- Test: Wie gesund sind Rücken und Muskeln
- Lustige Einzel- und Gruppenspiele
- Tips und Tricks für Kindergarten, Schule und zu Hause

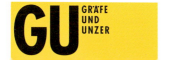

# Inhalt

Ein Wort zuvor 5

## Sich regen bringt Segen 7

Rückenschule für Kinder – wozu? 8
Das Kreuz mit dem Kreuz 8
Früh übt sich 9
   Unterstützen statt hemmen 9

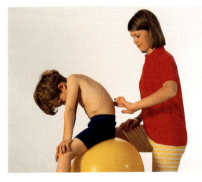

Das Kindergartenalter 10
   Alternativen zum täglichen Sitzkreislauf 11
   Übungen mit Spaß und Phantasie 11
Das Grundschulalter 12
   Theorie vermitteln 13
   Bewegungshits im Unterricht 13
   Sitzalternativen 13
Die Pubertät 14
Die Freizeit gestalten 15

## Die Wirbelsäule kennenlernen 16

Die Wirbelsäule 16
   Die Wirbelkörper 17
   Das Rückenmark 17
Die Bandscheiben 18
Die Nerven 19
Die Muskeln 20
   Brust- und Bauchmuskeln 20
Die Rückenmuskeln 20
Die Armmuskeln 21
Die Bein- und Fußmuskeln 21

## PRAXIS

Test: Wie fit sind Muskeln und Rücken? 22
Bevor Sie beginnen 22
   Was sind Haltungsschwächen? 22
   Wie zeigen sich Gleichgewichtsstörungen? 23
   Wie zeigen sich Koordinationsstörungen? 23
   Allgemeines zum Test 24
   Die Vorbereitung 24
   Die Auswertung 25
   Bitte beachten Sie 25
Test 1: Grobmotorische Fähigkeiten 26
Test 2: Koordinative Fähigkeiten 27
Test 3: Haltungsstabilität und Muskelkraft 28
   Der Armvorhaltetest nach Mathiass 28
Test 4: die Bauchmuskeln 30
Test 5: die Rückenmuskeln 31
Test 6: Muskeln der Oberschenkelvorderseite 33

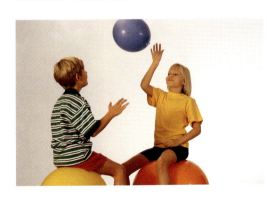

Test 7: Muskeln der Ober-
schenkelrückseite 34
Übungsplan zum Test 35

## Trainieren macht Spaß 37

### Tips und Tricks zum Übungsbeginn 38

Bevor es losgeht 38
  Sich Zeit nehmen 38
  Bequeme Kleidung 38
  Platz schaffen 38
So übt Ihr Kind richtig 38
  Der ideale Übungsaufbau 39
  Regelmäßig trainieren 39
Übungsauswahl 40
Übungsangaben 41
Die Übungsgeräte 42

### Erwärmen: den Motor starten 44

Mit dem Seil 44
Mit der Matratze 46
Mit Luftballons 47
Mit dem Fitball 47

### Dehnen: Mach dich lang und streck dich 48

Bauchmuskeln 48
Schulter- und Brustmuskeln 50
Rückenmuskeln 51
Leistenmuskeln 51
Beinmuskeln 52

### Geschicklichkeit und Koordination trainieren 55

Mit Luftballons 55
Mit dem Fitball 57
Mit dem Reissäckchen 58

### Haltung trainieren, den Körper spüren 61

Mit dem Fitball 61
Mit dem Reissäckchen 63

### Die Muskeln kräftigen 64

Bauchmuskeln 64
Rückenmuskeln 68
Armmuskeln 72
Rumpfmuskeln 73
Beinmuskeln 74

### Entspannen heißt Wohlfühlen 76

Bevor du beginnst 76
Schütteln und lockern 76
In Ruhe entspannen 77

## Im Alltag den Rücken entzücken 81

### Tips und Tricks für zu Hause 82

Wenn schon sitzen, dann so 82
Richtig bücken und heben 87
Schuhe binden 88
Den Schulranzen tragen 89
Gewichte verteilen 90
Fahrrad fahren 90
Modellprogramme 91

### Zum Nachschlagen 92

Bücher, die weiterhelfen 94
Adressen, die weiterhelfen 94
Sachregister 95

## Wichtiger Hinweis

In diesem Ratgeber finden Sie eine Vielzahl von Übungen, die helfen, die Muskelkraft und Muskeldehnfähigkeit Ihres Kindes zu verbessern, seine Gelenkbeweglichkeit zu steigern, seine Gleichgewichts- und Koordinationsfähigkeiten zu fördern und Haltungsschäden vorzubeugen. Das Buch kann eine sinnvolle Ergänzung zur krankengymnastischen/physiotherapeutischen Behandlung sein, diese jedoch nicht ersetzen. Jeder Leser ist aufgefordert, in eigener Verantwortung zu entscheiden, ob und inwieweit er die angebotenen Übungen für sein Kind nutzen kann. Wer sich dessen nicht sicher ist, muß zuvor einen Arzt um Rat fragen.

# Ein Wort zuvor

Kinder wollen sich bewegen, wollen klettern, springen, balancieren. Doch wir Erwachsenen engen die Bewegungsvielfalt unserer Kinder immer mehr ein. Statt sich auszutoben und herumzuflitzen, müssen Kinder viel zu lange sitzen. Die Folge: Immer früher und öfter leiden Kinder an Haltungsschwächen und Rückenbeschwerden – Muskulatur verkümmert, die Beweglichkeit der Gelenke geht verloren. Ebenso schwinden bei unseren Kindern die Fähigkeiten zu reagieren und zu koordinieren, dementsprechend nehmen die Häufigkeit von Unfällen und Verletzungen im Kinderalltag deutlich zu. Dieses Buch zeigt insbesondere Eltern und Kindern, aber auch allen anderen in der Erziehung tätigen Personen, wie Kindern der Spaß an der natürlichen Bewegung erhalten bleibt. Zahlreiche Übungen zum Beispiel mit Luftballon, Fitball, Gummiband und Reissäckchen bringen wertvolle Anregungen für kindgerechtes Trainieren von Muskeln und Gelenken. Durch ideenreiche Geschicklichkeits- und Balancierübungen werden die Gleichgewichts- und Koordinationsfähigkeiten der Kinder verbessert. Wirbelsäulenschonendes Alltagsverhalten erlernen die Kinder nicht durch Gebote, sondern auf spielerische Art und Weise mit Hilfe der Comicfiguren Willi Wirbel, Babsi Bandscheibe und Kuno Krumm sowie kleinen Reimen. Nützliche Tips und Hilfestellungen ermöglichen Kindern zu Hause, im Kindergarten und in der Schule eine rückenfreundliche Alltagsgestaltung.

Kinder vom 4. bis 14. Lebensjahr werden in diesem Buch durch unterschiedlich schwierige Übungsgestaltung in Form von Einzel-, Partner- oder Gruppenübungen angesprochen. Nutzen Sie gemeinsam mit Ihren Kindern die vielfältigen Übungsanregungen. Nicht nur Ihre Kinder, auch Sie selbst werden von diesem Buch profitieren. Und vergessen Sie nicht: Der Mensch wurde nicht zum Sitzen geboren!

*Günter Lehmann*

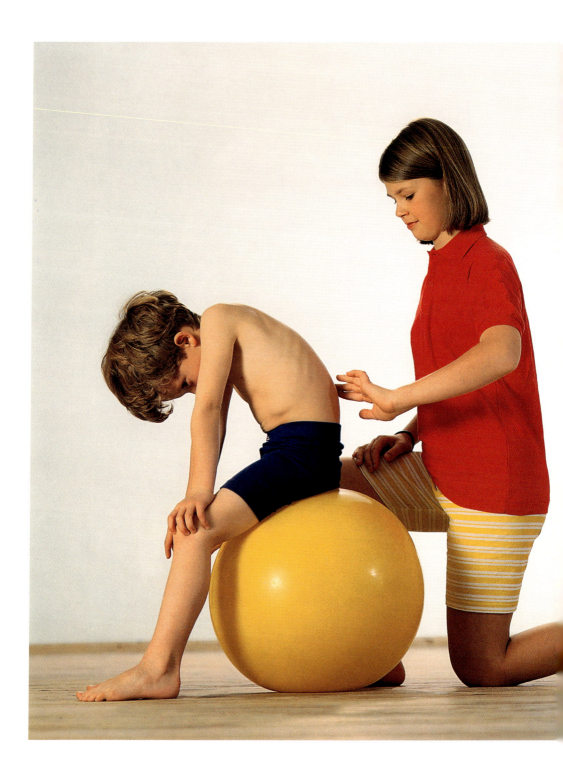

# Sich regen bringt Segen

Kinder lieben es herumzutoben – diesen natürlichen Bewegungsdrang sollten wir unterstützen und nicht einschränken. Was Sie tun können, um Ihrem Kind die Freude an der Bewegung zu erhalten, lesen Sie im ersten Teil dieses Kapitels.
Anschließend erfahren die Kinder das Wichtigste zum Aufbau und zur Funktion der Wirbelsäule, zur krummen und aufrechten Körperhaltung in kindgerechter Sprache. So können sie verstehen, warum zu wenig Bewegung und falsche Haltung ihrem Rücken schaden, und sie können rückenfreundliches Verhalten früh verinnerlichen. Als Identifikationsfiguren lernen Ihre Kinder Babsi Bandscheibe und Willi Wirbel kennen, die auch in den weiteren Kapiteln wieder auftauchen werden. Wie man's nicht macht, zeigt ihnen zur Verdeutlichung Kuno Krumm.
Schließlich können Sie am Ende des Kapitels mit einem praktischen Test selbst feststellen, wie es um Rücken und Muskeln Ihres Kindes steht.

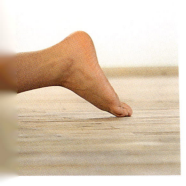

# Rückenschule für Kinder – wozu?

## Das »Kreuz« mit dem Kreuz

**Kinder lernen leider auch von falschen Vorbildern**

Rückenschmerzen sind heute die »Volkskrankheit Nummer eins«. Die Ursachen für die Probleme der Erwachsenen sind häufig schon in der Kindheit und Jugend zu finden. Bis zum 4./5. Lebensjahr bewegen sich Kinder noch rückenfreundlicher als Erwachsene. Erst dann fangen sie an, die ungesunden Verhaltensweisen, die ihnen ihre Bezugspersonen vorleben, zu übernehmen. So werden dann jahrelang die Bandscheiben überfordert, weil ihnen niemand richtiges Heben, Tragen oder Bücken beibringt oder erklärt, wie man rückenschonend sitzt. Und wenn die eigenen Eltern keinen Sport treiben, werden Kinder wohl kaum dazu ermuntert, sich viel zu bewegen.

In unserem Zeitalter der Sitzkultur und des Bewegtwerdens durch Autos und Bahn wird es immer schwieriger, Muskeln und Körperfunktionen intakt zu halten.

### *Immer jüngere Rückenpatienten*

**Durch zuwenig Bewegung immer früher zum Arzt**

Doch nicht erst im Erwachsenenalter beginnt das »Kreuz« mit dem Kreuz. Die Rückenpatienten werden immer jünger: Die Auswirkungen von mangelnder Bewegung und falscher Haltung sind bei immer mehr Kindern bereits im Grundschulalter zu erkennen. Laut »Bundesarbeitskreis für haltungs- und bewegungsauffällige Kinder und Jugendliche e.V.« hat jedes zweite Kind im Grundschulalter bereits Haltungsschäden. Damit gehen oft auch Körperwahrnehmungs-, Gleichgewichts- und Koordinationsschwächen einher.

Diesen Haltungsschäden durch Aufklärung vorzubeugen und gleichzeitig falschen Lebensmustern durch Übungen frühzeitig entgegenzuwirken, ist das Ziel der Kinderrückenschule und dieses Buches.

# Früh übt sich

**Schon Babys trainieren ihre Muskeln**

Die folgende sehr knappe Darstellung der frühkindlichen Entwicklung soll deutlich machen, wie wichtig Bewegung schon für Babys ist. Damit Babys und Kleinkinder die vielen muskulären, koordinativen und für das Gleichgewicht wichtigen Fähigkeiten im Laufe ihres Entwicklungsprozesses erlernen können, trainieren sie täglich Muskeln, Gleichgewicht und Koordination: Sie ziehen Becken und Beine an den Bauch heran, drehen sich um ihre Körperachse und wechseln von der Bauch- in die Rückenlage oder umgekehrt. Sie stützen sich nach und nach auf ihre Ellbogen und stabilisieren den Kopf, später stützen sie sich gar nur noch auf einen Unterarm, während sie mit der Hand des anderen Armes nach einem Spielzeug greifen. In der weiteren Entwicklung stützen sie sich an der Seite ab und gelangen über den Schrägsitz zum aufrechten Sitz. Etwa ab dem siebten Monat beginnen sie zu krabbeln und bereiten damit schon das spätere Gehen vor. Der rechte Arm und das linke Bein, der linke Arm und das rechte Bein werden im Wechsel gleichzeitig in Krabbelrichtung bewegt. Man nennt diese Bewegungsform »reziprok«, sie wird beim späteren Laufen durch die Pendelbewegung der Arme wieder benötigt: Wenn das rechte Bein vorwärts bewegt wird, schwingt der linke Arm vor und umgekehrt. Nach der Krabbelphase fängt das Kleinkind an, sich aufzurichten. Es beginnt sich an Gegenständen hochzuziehen oder stützt sich mit den Händen am Boden ab, um über den Bärengang in den Stand zu gelangen. Auch wenn es dabei noch unzählige Male auf den Po zurückfällt – der Wille, sich aufzurichten und Laufen zu lernen ist größer als die ersten Enttäuschungen beim Hinfallen.

**Dank regelmäßigem »Training« lernt das Kleinkind sich aufzurichten**

## Unterstützen statt hemmen

**Sitzschalen und Co. nur kurzzeitig nutzen**

Sitzschalen und Babywippen sind beliebte Mittel, um Babys sicher unterzubringen. So ist während einer Autofahrt die Sitzschale sicher sinnvoll. Auch zu Hause ist gegen einen kurzzeitigen Gebrauch von 10 bis 15 Minuten überhaupt nichts zu sagen. Doch viele Babys sitzen stundenlang in ihren Sitzschalen oder Babywippen fest. Dadurch fehlt ihnen ihr tägliches Training, das heißt die

# Rückenschule für Kinder – wozu?

Möglichkeit sich zu stützen, zu strecken, zu drehen oder auf Spielgegenstände zuzurobben. Außerdem wird durch die ständige runde Wirbelsäulenhaltung schon im Babyalter das Fundament für eine schlechte Haltung gelegt.

Statt also Babys zu lange in eine Sitzschale oder Wippe zu stecken, sollte man den Bewegungsdrang des Babys oder Kleinkindes fördern: Ein mit dem »Babynest« (ein mondförmiges Kissen) begrenzter Platz auf einer Decke auf dem Boden, ein paar Spielsachen dazu, und das Baby kann »trainieren«. Wem die Sicherheit eines Laufställchens wichtig ist, der sollte darauf achten, daß es groß genug ist, um dem Kind den notwendigen Bewegungsspielraum zu geben.

**Den Bewegungsdrang des Babys fördern**

## Allein laufen lernen lassen

Auch die sogenannten Lauflernhilfen wie das Gehfrei beeinträchtigen die normale Entwicklung des Kleinkindes. Zum Laufen gehört immer eine aktiv aufgerichtete Wirbelsäule. Im Gehfrei dagegen hängt das Kind in einer runden Wirbelsäulenhaltung. Statt von Beginn an eine gesunde Abrollbewegung mit den Füßen zu erlernen, läuft es im Gehfrei ausschließlich auf den Fußspitzen. Geben Sie Ihrem Kind daher genügend Zeit – wenn es sich an Gegenständen entlanghangeln darf, lernt es von ganz allein laufen.

**Lassen Sie Ihr Baby viel »trainieren«, es lernt so von allein, sich aufzurichten.**

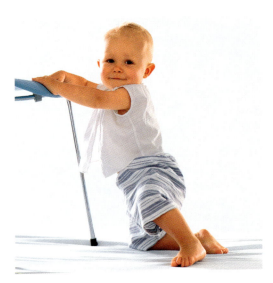

# Das Kindergartenalter

Kindergartenkinder möchten laufen, springen, krabbeln oder toben. Dieser Bewegungsdrang ist für die Entwicklung der kindlichen Muskulatur und einen gesunden Bewegungsablauf genauso wichtig wie in der Säuglingsphase. Doch mehr und mehr werden schon im Kindergarten die bodennahen Aktivitäten der Kinder abgebaut. Wird morgens der Tagesablauf bespro-

# Das Kindergartenalter

chen, sitzen die Kinder dazu auf Stühlen im Kreis herum. Auch Kinderlieder werden meist im Stuhlkreis gesungen. Und bei Spielen wie Memory, bei Zuordnungsspielen oder bei Bastel- und Schneidearbeiten sitzen die Kinder an Tischen. Dadurch, daß schon Kindergartenkinder zunehmend auf Stühlen sitzen statt am Boden zu spielen, prägt sich häufig bereits in diesem Alter die sogenannte Sitzkyphose (Rundrückenhaltung) aus (Seite 23). Die Muskeln und Gelenke bekommen kein ausreichendes Training mehr, und die Geschicklichkeit sowie das Gleichgewichtsvermögen bleiben auf Grund mangelnder Bewegungserlebnisse unterentwickelt.

## Alternativen zum täglichen Sitzkreislauf

**Vom Schneidersitz bis zum Stehpult: es gibt viele spannende Alternativen**

Die genannten Beispiele von Sitzaktivitäten könnten dynamischer und rückenfreundlicher gestaltet werden. So kann der Tagesablauf ebensogut als Indianerrat im Schneidersitz auf dem Boden besprochen werden. Kinderlieder können im Stehen oder in Bewegung gesungen werden – das wäre auch für die Atmung besser. Memory und Zuordnungsspiele können genausogut in unterstützter Bauchlage (Seite 86) durchgeführt werden. Und Bastel- und Schneidearbeiten schließlich können rückenfreundlich an einem etwas höheren Tisch, stehend wie an einem Stehpult (Seite 86) verrichtet werden. Kindergartenkinder lernen durch Beobachtung und Imitation. Den täglichen Sitzkreislauf leben wir Erwachsenen ihnen vor. Alle Stühle und Tische im Kindergarten abzuschaffen, verlangt niemand – aber es wäre wichtig, daß die Kinder frühzeitig lernen, daß es zum »üblichen« Sitzen viele gesunde und angenehme Alternativen gibt.

## Übungen mit Spaß und Phantasie

Im Kindergartenalter sollte der natürliche Bewegungsdrang der Kinder immer unterstützt werden. Regelmäßiges spielerisches Bewegungs-, Muskel-, Gleichgewichts- und Koordinationstraining kann wie das tägliche Zähneputzen in den Tagesablauf eingeplant werden. Es eignen sich dafür Spielecken und Bewegungsinseln, auf denen Kinder gefahrlos hüpfen, springen, balancieren und purzeln – kurz, herumtoben können. Übungen, bei denen die Kinder in der Gruppe viele Bewegungs-, Haltungs- und Körperwahrnehmungs-

**Spielecken zum Toben sind wichtig**

## Rückenschule für Kinder – wozu?

erlebnisse haben, sind ganz einfach durchzuführen. Es gilt nur, die kindliche Phantasie anzuregen und die Übungen in kleine Geschichten zu verpacken. So kann eine Kindergruppe zum Beispiel auf »Dschungelreise« gehen: Erst stehen die Kinder auf einem großen Felsen = einem Kasten, strecken sich und schauen nach dem gefährlichen Tiger aus (Aufrichten trainieren). Sie balancieren (Gleichgewicht trainieren) über einen tiefen Abgrund = eine umgedrehte Turnbank. Unter einer Matte liegen Papprollen. Wenn die Kinder diese labile Matte überqueren, erleben sie eine wackelige Hängebrücke (Gleichgewicht und Koordination trainieren). Unbeschadet von einem Sumpfufer zum anderen gelangen die Kinder hüpfend von einem Stein zum anderen = mehrere Zeitungen (Geschicklichkeit und Beinkraft trainieren). In einer Höhle = mehrere mit Decken zugehängte Tische kommen die Dschungelkinder erst einmal zur Ruhe und schützen sich vor dem aufkommenden Unwetter. In der Höhle rubbeln sich die Kinder den Rücken, um warm zu werden und befreien sich dann von juckenden Läusen (Körperwahrnehmung und Entspannung fördern). Natürlich kann die Geschichte unendlich variiert werden – doch wurde an diesem Beispiel sicher deutlich, wie man Kinder begeistern und zugleich trainieren kann.

**Auf der »Dschungelreise« trainieren Kinder spielerisch und mit viel Spaß**

## Das Grundschulalter

Mit der Einschulung kommt es zu einem rapiden Anstieg der täglichen Sitzzeiten: Bei einer eigenen, im Rahmen von Kinderrückenschulungen durchgeführten Untersuchung, stellte ich einen Mittelwert der täglichen Sitzzeit von Grundschülern fest, der bei erschreckenden 9 bis 11 Stunden lag.

Haltungsschwächen bilden sich jedoch nicht nur auf Grund der Tatsache aus, daß Kinder viel sitzen müssen. Erschwerend kommt hinzu, daß die Kinder meist falsch sitzen. Denn viele Stühle und Tische sind in der Höhe nicht verstellbar und können so nicht an das einzelne Schulkind angepaßt werden. Auch die viel zu schweren Gewichte der Schulranzen können zu Haltungsschäden führen. Die Rückenmuskulatur und die Wirbelsäule können diesen hohen Gewichten nicht standhalten, zumal die Schulranzen auch noch häufig falsch getragen werden (wie's richtig geht, siehe Seite 89).

**Lange Sitzzeiten und zu schwere Ranzen können zu Haltungsschäden führen**

# Das Grundschulalter

## Theorie vermitteln

**Einfache Kenntnisse über die Wirbelsäule vermitteln**

Lernen durch Einsicht hat bei Kindern im Grundschulalter zwar noch nicht die Bedeutung wie bei Jugendlichen oder Erwachsenen, aber es ist dennoch für das praktische Lernen wichtig, ihnen in kindgerechter Sprache theoretische Inhalte zu vermitteln. Dazu gehören zum Beispiel einfachste Kenntnissse über Aufbau und Funktion der Wirbelsäule, über Muskeln und Nerven (ab Seite 16) und Tips, wie man richtig sitzt, sich bückt, hebt oder trägt (ab Seite 82). Lesen Sie diese Seiten am besten gemeinsam mit Ihrem Kind.

## Bewegungshits im Unterricht

Lehrer sollten versuchen, regelmäßige Bewegungspausen während des Unterrichts einzuführen. 4–5 Minuten reichen schon aus, damit sich die Kinder hinterher wieder besser konzentrieren können. Selbst wenn einmal 10 Minuten daraus werden – es lohnt sich!

**So bekommt man Zappler und Schlafmützen in den Griff: das »Stuhl-Aerobic« zu peppiger Musik**

Wichtig ist Musik, um den Wechsel zwischen Anfang und Ende der Bewegungspause deutlich zu machen – und weil das Üben so mehr Spaß macht. Ein Bewegungsspiel ist zum Beispiel »Stuhlaerobic«: Jedes Kind nimmt seinen Stuhl und dreht ihn mit der Vorderseite zu sich. Wenn die Musik beginnt, hebt es mit angewinkelten Knien erst achtmal den rechten, dann achtmal den linken Fuß auf die Stuhlfläche. Dann hebt es achtmal den rechten Fuß auf den Stuhl und streckt gleichzeitig den linken Arm nach vorn. Anschließend umgekehrt den linken Fuß und den rechten Arm. Als nächstes stellt es sich mit dem Rücken zum Stuhl, beugt das Bein nach hinten an und berührt achtmal die Sitzfläche erst mit der rechten, dann mit der linken Fußspitze. Zum Schluß laufen die Kinder zweimal vorwärts und zwei mal rückwärts um den Stuhl herum. Der Lehrer gibt die Kommandos, damit die Kinder nicht durcheinanderkommen und kann das »Aerobic« natürlich beliebig verlängern oder variieren.

## Sitzalternativen

Fitbälle, auf denen Kinder zur Abwechslung sitzen könnten, oder Sitzkeilkissen (Seite 83) sind gute Alternativen zum Stuhl. Vor allem, wenn sich dieser nicht in der Höhe verstellen läßt. Der Elternabend wäre der ideale Anlaß, um diese Sitzalternativen anzuregen – egal, ob von Lehrer- oder von Elternseite aus.

# Die Pubertät

In der Pubertät kommt es zu einem regelrechten Wachstumsschub, bei dem die Muskelentwicklung zunächst nicht Schritt hält. Extrem langes Sitzen ist für die Wirbelsäule jetzt alles andere als förderlich. Dennoch steigt ab dem 12. Lebensjahr die tägliche Sitzdauer in der Schule weiter an. Einem Kind in diesem Alter theoretische Inhalte über die Wirbelsäule und ihre Funktionen zu vermitteln, ist sicher einfacher, da es sich besser konzentrieren und die Bedeutung rückenfreundlichen Verhaltens einsehen kann. Viele Jugendliche empfinden es aber möglicherweise als »uncool«, mit geradem Rücken dazusitzen, den Fitball als Alternative anzuerkennen oder gar den Ranzen auf beiden Schultern zu tragen, wenn er doch über einer Schulter getragen viel lässiger aussieht. Das Kind zu regelmäßigem Üben zu animieren, kann ebenfalls schwieriger sein als in den Jahren vorher.

**Gerade in der Pubertät brauchen Kinder viel Bewegung**

## Phantasie und Geduld sind gefragt

Hier kann unter anderem peppige Gymnastik helfen (ab Seite 44), am besten mit lauter Musik, die sich Ihr Kind selbst aussuchen darf. Ansonsten bleiben Geduld, Verständnis und »die Politik der vielen kleinen Schritte«. Vielleicht können Sie sich mit Eltern von Freunden Ihres Kindes austauschen oder sich mit seinen Lehrern auf Elternabenden gemeinsam etwas einfallen lassen? Etwa wie sich eine Schulklasse rückenfreundlich umgestalten ließe, indem Fitbälle und Sitzkeilkissen das Mobiliar ergänzen, Bewegungshits in den Unterricht integriert werden (Seite 13) und Abwechslung beim Sitzen erlaubt ist (Seite 84).

**Tun Sie sich mit anderen Eltern zusammen**

**Sportarten, die Muskeln und Rücken stärken**

Versuchen Sie auch, Ihr Kind für eine Sportart zu begeistern. Skifahren, Schwimmen, Reiten und Rollerblade fahren sind Sportarten, die die Muskulatur kräftigen und Bewegung und Koordination schulen. Bei Mannschaftssportarten wie Fußball, Hand- und Volleyball wird darüber hinaus auch das soziale Verhalten gefördert.

# Die Freizeit gestalten

**Versuchen Sie, den Sitzkreislauf zu Hause zu unterbrechen**

Häufig wird der tägliche Sitzkreislauf durch TV- und Videogenuß oder durch Computerspiele unnötig verlängert. Gerade beim Freizeitverhalten haben Eltern, mehr noch als in Kindergarten oder Schule, die Möglichkeit, positiv auf ihr Kind einzuwirken. Das heißt nicht, daß Fernsehen verboten oder der Computer weggesperrt werden soll. Aber man könnte dafür sorgen, daß das Kind die bereits erwähnten Alternativen zum Sitzen kennenlernt und auch nutzt – das gilt auch für die Hausaufgaben (ab Seite 82).

Sie könnten zumindest am Wochenende gemeinsam Sport treiben oder raus aufs Land fahren zum Wandern oder Radfahren. Wenn der beste Freund oder die beste Freundin mitdarf, ist das Kind sicher schnell zu überzeugen, das Computerspiel mal im Regal zu lassen. Dazu kommt das regelmäßige spielerische Training mit Ball, Band, Reissäckchen und den anderen Geräten, das Sie im Praxiskapitel ab Seite 44 kennenlernen. Es soll helfen, schon bei den Kleinsten die Muskeln und Gelenke zu stimulieren. Auch Gleichgewicht und Koordination können durch Balancier- und Geschicklichkeitsübungen gefördert werden.

**Das Wochenende könnte Ihrem Kind gehören: gemeinsam Drachen steigen lassen, herumtollen...**

Allerdings sollten auch Sie als Eltern sich selbst »an der Nase fassen« und Ihr Alltagsverhalten kritisch unter die Lupe nehmen. Wenn Sie selber ein schlechtes Vorbild geben und zum Beispiel kurze Strecken viel lieber mit dem Auto als mit dem Fahrrad fahren, dann wird es für Ihr Kind schwer, sich ganz anders zu verhalten. Auch für das Training zu Hause braucht es Ihre Motivation und Unterstützung.

**Ihre Unterstützung und Motivation sind wichtig**

Wenn Sie sich die nötige Zeit dafür nehmen, werden Sie staunen, wie viel Spaß sie zusammen haben werden! Wie wichtig ausreichende Bewegung für den Rücken ist, können Sie zusammen mit Ihrem Kind auf den folgenden Seiten nachlesen.

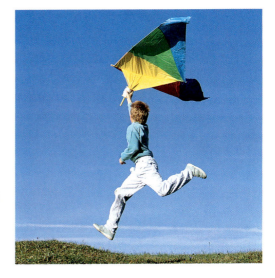

# Die Wirbelsäule kennenlernen

## Die Wirbelsäule

Geschwungen, sehr beweglich und elastisch wie eine stabile Feder, das ist unsere Wirbelsäule. Wenn du sie von der Seite betrachtest, dann sieht sie aus wie ein Doppel-S. In der Lende (also über dem Po) und im Hals besitzt die Wirbelsäule jeweils eine Schwingung nach innen. Am Steiß (direkt am Po) und in Höhe der Brust geht die Schwingung nach außen. Das kannst du am besten spüren, wenn sich dein Vater oder deine Mutter auf den Bauch legt. Wenn du dann mit den Händen vom Po bis zum Kopf die Wirbelsäule entlangfährst, spürst du eine »Berg- und Talbahn«. Die zwei Täler bezeichnet man als Lordose und den Berg an der Brustwirbelsäule als Kyphose. Über dem Po hast du also eine Lendenlordose, darüber eine Brustkyphose und darüber wieder eine Halslordose. Die drei verschiedenen Abschnitte der Wirbelsäule sind unterschiedlich groß.

Der unterste Abschnitt, die Lendenwirbelsäule, hat die größten Knochen und besteht aus fünf Lendenwirbeln. Von unten nach oben gehend werden die Knochen immer kleiner. Unsere Brustwirbelsäule hat 12 Wirbelknochen und die Halswirbelsäule darüber sieben Halswirbelknochen. Die Wirbelknochen heißen auch Wirbelkörper.

*Unsere Wirbelsäule wird in drei Abschnitte unterteilt.*

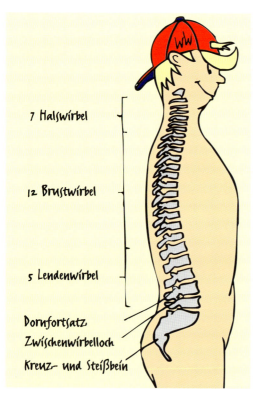

# Die Wirbelkörper

Wenn du zum Beispiel aus Dominosteinen eine geschwungene Säule wie die Wirbelsäule bauen wolltest, dann würde dein Turm recht schnell umfallen. Die Wirbelkörper sind aber ganz besondere Bausteine und geben der Wirbelsäule einen guten Halt. Wenn du dir das nebenstehende Bild eines Wirbelkörpers betrachtest, dann entdeckst du die vielen Zacken. Mache einmal deinen Rücken ganz rund, dann kannst du mit deinen Fingern die hinteren Zacken an der Wirbelsäule spüren. Diese Zacken heißen Dornfortsätze. Die seitlichen, quer verlaufenden Zacken werden als Querfortsätze bezeichnet. Von den Dorn- und Querfortsätzen ausgehend ziehen sich viele kleine Muskeln entlang der ganzen Wirbelsäule.

Jeder Wirbelkörper hat noch vier weitere kleinere Zacken: Zwei, die zum unteren und zwei, die zum oberen Wirbelnachbarn gerichtet sind. Stell dir die unteren Zacken wie zwei Füße, die oberen Zacken wie zwei Hände vor. Der untere Wirbelkörper greift mit den Händen an die Füße des oberen Wirbelkörper-Nachbars. So halten sich alle Wirbelkörper untereinander fest.

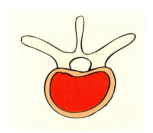

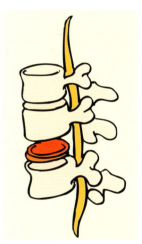

## *Das Rückenmark*

Sicherlich ist dir beim Betrachten des Wirbelkörpers auch noch das Loch aufgefallen. Durch dieses Loch, den Wirbelbogen, verläuft das Rückenmark. Die Wirbelkörper ummanteln es schützend, weil es sehr empfindlich ist. Das Rückenmark besteht aus verschiedenen Nervenbahnen. Durch sie können wir uns spüren und bewegen. Würde das Rückenmark durchtrennt, dann könnten wir zum Beispiel unsere Beine nicht mehr spüren und sie nicht mehr bewegen. Doch der knöcherne Bogen um das Rückenmark und lange Muskelbänder, die vorn und hinten an der Wirbelsäule entlanglaufen, schützen es vor Verletzungen.

**Auf der oberen Zeichnung siehst du einen einzelnen Wirbelkörper. Auf der unteren, wie die Wirbelkörper übereinander gereiht sind.**

# 18   Die Wirbelsäule kennenlernen

## Die Bandscheiben

Zwischen jedem Wirbelkörperpärchen sitzt eine Bandscheibe. Das ist eine Knorpelscheibe, die so elastisch ist wie ein Gummibärchen oder eine Fruchtgummischeibe. Aber noch besser kannst du die Bandscheibe mit einem Schwamm vergleichen, denn sie besteht hauptsächlich (zu 80 %) aus Wasser. Wenn du eine Bandscheibe aufschneiden würdest, dann könntest du viele Ringe entdecken – so wie bei einer Zwiebel. Diese Ringe umhüllen einen Kern in der Mitte, den Bandscheibenkern (siehe die Zeichnung auf Seite 19). Bewegst du dich viel, oder ruhst du dich zwischendurch in Rücken- oder Bauchlage aus, dann füllen sich deine Bandscheiben mit Wasser. Wenn das Wasser in die Bandscheiben einströmt, dann bekommen sie auch ihre notwendige Nahrung. Auch nachts füllen sie sich mit Wasser.

*Willi Wirbel macht es richtig, denn ein gerader Rücken ist sehr wichtig. Kuno Krumm aber bückt sich dumm.*

Hast du keine Lust, dich zu bewegen, und hockst du häufig krumm und mit rundem Rücken herum, dann werden deine Bandscheiben wie ein Schwamm ausgedrückt und sind nicht beglückt. Das passiert auch, wenn du mit rundem Rücken herumstehst, dich mit rundem Rücken bückst oder etwas hebst.

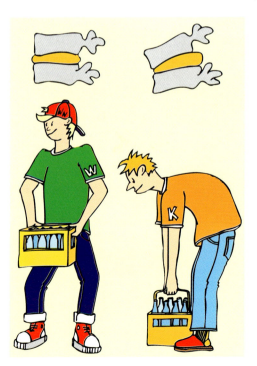

Schau dir die Zeichnung links an. Kuno Krumm versucht auf dem rechten Bild mit krummem Rücken den schweren Kasten zu heben: Seine Bandscheibe wird dabei vorne zusammengedrückt und der Kern nach hinten geschoben. Es ist wie bei einem Hamburger, den du nur auf der einen Seite festhältst, um hineinzubeißen. Hebst du etwas Schweres dagegen mit geradem Rücken, wie Willi Wirbel das auf der linken Zeichnung zeigt, passiert deiner Bandscheibe nichts. (Wie man sich richtig bückt oder etwas hebt,

# Die Nerven    19

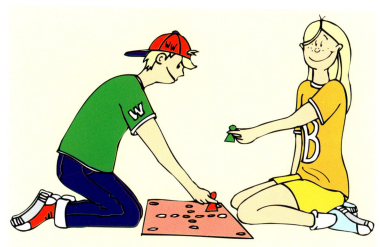

Wenn du wie Babsi Bandscheibe und Willi Wirbel beim Spielen kniest, kannst du deinen Rücken prima gerade halten. Spreize die Füße leicht, dann sitzt du wie Babsi bequem auf den Fersen.

kannst du ausführlich ab Seite 87 nachlesen). Wird die Bandscheibe über viele Jahre hinweg durch häufiges falsches Bücken, Tragen und Sitzen mit krummem Rücken belastet, dann können die Bandscheibenringe zerreißen, und der Bandscheibenkern kann so herausgequetscht werden, daß er auf einen Nerv drückt. Der betroffene Mensch bekommt dann starke Rückenschmerzen. Mit guter Haltung, viel Bewegung und kräftigen Muskeln kann dagegen nichts passieren.

Eine Bandscheibe im Querschnitt: Der Kern ist von Ringen umgeben.

## Die Nerven

Du weißt jetzt schon, daß das Rückenmark durch den Rückenmarkskanal läuft, der von Wirbelbögen gebildet wird. Zwischen jedem Wirbelkörperpärchen gibt es links und rechts Zwischenwirbellöcher. Durch diese verzweigen sich paarweise aus dem Rückenmark sogenannte Spiralnerven. Diese Nerven, die sich dann im Körper weiter verästeln, sind sehr wichtig für uns. Sie geben uns Informationen über Wärme und Kälte oder darüber, wie fest unsere Muskeln angespannt sind. Durch sie können wir auch Schmerzen oder Berührungen empfinden, und sie leiten wie Stromkabel elektrische Impulse. Dadurch können wir unsere Muskeln anspannen und unsere Gelenke bewegen.

**Die Nerven geben alle wichtigen Informationen an unser Gehirn**

# Die Wirbelsäule kennenlernen

## Die Muskeln

Dein Körper hat über 600 Muskeln. Sie sind an den verschiedensten Stellen an deinen Knochen befestigt und können sich genau wie Gummis zusammenziehen und dehnen. Bauch- und Rückenmuskeln verspannen deine Wirbelsäule und halten deinen Oberkörper aufrecht, beugen, strecken, neigen oder drehen ihn. Mit Hilfe deiner Muskeln kannst du atmen, sehen, lachen und Grimassen machen. Dein Herz, dein Magen und andere innere Organe verrichten, ohne daß du es ihnen sagen mußt, Sekunde für Sekunde fleißig ihre Arbeit durch Muskelkraft. Die meisten deiner Muskeln arbeiten wie Pärchen, als Spieler und Gegenspieler zusammen. So gibt es zum Beispiel Beuge- und Streckmuskeln. Der Ellbogenbeugemuskel, der Biceps, beugt deinen Ellbogen und führt deine Hand zum Mund. Gleichzeitig muß dein Ellbogenstreckmuskel, der Triceps, gut nachgeben und sich dehnen lassen können.

*So sieht es unter deiner Haut aus: Mehr als 600 Muskeln arbeiten in deinem Körper!*

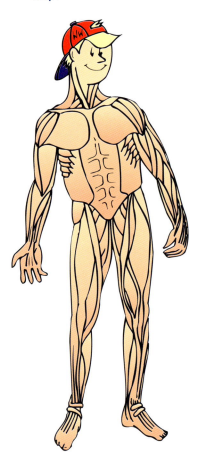

### Brust- und Bauchmuskeln

Die oberen Brustmuskeln ziehen sich zusammen, wenn du deine Arme an den Körper herannimmst oder deine Schultern nach vorne ziehst. Die Rippen deines Brustkorbes sind durch viele kleine Muskeln miteinander verbunden. Du benutzt diese Muskeln unbewußt beim Atmen. An deinem Bauch liegen mehrere Schichten von flachen Bauchmuskeln. Einige dienen dazu, deinen Oberkörper zu beugen, zu drehen oder zu neigen. Beim Zurückneigen deines Oberkörpers verhindern deine Bauchmuskeln, daß du nach hinten umfällst.

### Die Rückenmuskeln

Von den kleinen Rückenmuskeln, die entlang der Dorn- und Querfortsätze deiner

# Die Muskeln 21

**Durch die Rückenmuskeln kannst du dich zum Beispiel strecken**

Wirbelsäule laufen, hast du schon auf Seite 17 gehört. Zwei weitere große Muskeln bedecken fast deinen ganzen Rücken. Der eine, ein dreieckig geformter Muskel, verläuft von deinen Armen und deiner oberen Brustwirbelsäule bis zu deiner Lendenwirbelsäule und zum Becken. Durch deine Rückenmuskeln kannst du dich strecken, deinen Oberkörper zurückneigen und drehen und deine Schulterblätter zur Wirbelsäule heranziehen.

## Die Armmuskeln

Ein weiterer dreieckig geformter, jedoch kleinerer Muskel bedeckt deine Oberarme. Du brauchst ihn, um deine Arme zu heben. Mit weiteren Armmuskeln kannst du deinen Arm zum Körper heranziehen, nach hinten strecken und einwärts- oder auswärts drehen. Die Beuge- und Streckmuskeln der Ellbogen sowie die vielen kleinen Handmuskeln ermöglichen dir soviel Bewegungsvielfalt, daß du mit deinen Händen in alle Richtungen greifen kannst.

## Die Bein- und Fußmuskeln

Vom Becken und vom oberen Oberschenkelknochen aus ziehen Beinmuskeln zum Knie. Andere Beinmuskeln beginnen am Knie und oberen Unterschenkel und verlaufen bis zu deinen Füßen. Mit Hilfe deiner Beinmuskeln kannst du deine Beine strecken und beugen, vom Körper abspreizen und zum Körper heranziehen, aber auch einwärts und auswärts drehen. Die kräftigen Kniemuskeln brauchst du nicht nur, um in die Hocke zu gehen, sondern auch zum Treppensteigen, Rennen und um gegen einen Ball zu treten. Mit den vorderen Unterschenkelmuskeln ziehst du deine Füße zum Schienbein, deshalb kannst du auf den Fersen gehen. Die Wadenmuskeln strecken deine Füße nach unten, so kannst du auf den Zehenspitzen laufen.

**Zum Fußballspielen oder Rennen brauchst du kräftige Kniemuskeln**

**Willis Tip:** Spanne deine Muskeln häufig an und trainiere sie regelmäßig, damit sie nicht schlapp und kraftlos werden. Mit kräftigen und ausdauernden Bauch- und Rückenmuskeln kannst du nämlich prima deine Wirbelsäule aufrecht halten. Hast du gut gedehnte, elastische Muskeln, sind auch deine Gelenke beweglicher.

# Test: Wie fit sind Muskeln und Rücken?

## Bevor Sie beginnen

Nachdem Sie auf den ersten Seiten dieses Kapitels so viel über Haltungsschwächen und Gleichgewichtsstörungen gelesen haben, wird es Zeit zu erklären, was im einzelnen damit gemeint ist – damit Sie den folgenden Haltungs- und Muskeltest richtig auswerten können.

### *Was sind Haltungs-schwächen?*

Vielleicht sollte die erste Frage lauten: »Was ist eigentlich eine gute Haltung?« Die Haltung wird als gut bezeichnet, wenn die Wirbelsäule gerade aufgerichtet ist und von der Seite betrachtet eine harmonische, S-förmige Krümmung zeigt. Die Schulterblätter sind leicht zurückgenommen, das Brustbein zeigt nach vorne und oben. Die Füße stehen etwa hüftbreit mit leicht angebeugten Knien fest auf dem Boden. So also wäre es im Idealfall.
Bei Haltungsschwächen ist immer die Leistungsfähigkeit

*Die ideale aufrechte Haltung*

von Rücken- und Bauchmuskeln deutlich reduziert. In diesem Fall ist die Rücken- und Bauchmuskulatur, die auch als »Muskelkorsett des Rumpfes« bezeichnet wird, zu schwach entwickelt, um die Wirbelsäule entsprechend aufzurichten. Das heißt, Bauch- und Rückenmuskeln sind nicht ausreichend trainiert und ermüden deshalb zu früh: Kinder mit Haltungsschwächen können oftmals nicht 1 Minute lang in einer wie eben beschriebenen, aufrechten Haltung sitzen. Es gelingt ihnen auch nicht, mit aufgerichteter Wirbelsäule, ähnlich wie ein Gewichtheber, ein Gewicht zu heben. Die Kinder gehen dabei zwar in die Hocke, aber ihre Wirbelsäule ist auffällig rund gekrümmt. Beim Stehen kippt infolge der schwachen Rumpfmuskeln der obere Teil des Oberkörpers nach hinten ab und belastet so die Lendenwirbelsäule. Die dabei entstehende stärkere Wölbung nach innen wird im Volksmund als »Hohlkreuz« bezeichnet. Wenn das Kind steht oder sitzt, kann mitunter auch eine verstärkte Krümmung der Brust-

*Eine schlechte Haltung kommt durch zu schwache Rücken- und Bauchmuskeln*

## PRAXIS
### Bevor Sie beginnen
### 23

wirbelsäule entstehen, die als »Rundrücken« bezeichnet wird. Beim »Hohlrundrücken« sind die Schwingungen von Brustwirbel- und Lendenwirbelsäule zugleich verstärkt ausgeprägt.

## Wie zeigen sich Gleichgewichtsstörungen?

Kinder mit Gleichgewichtsstörungen haben Probleme, ihren Körper auszubalancieren und das Gleichgewicht zu halten. Sie schaffen es beispielsweise nicht, auf einem großen Gymnastikball, dem Fitball, zu sitzen und dabei ein Bein anzuheben. Sie werden unsicher, wackeln hin und her und würden ohne Hilfe vom Ball fallen. Betroffene Kinder haben auch Probleme, auf einem Bein zu stehen oder auf einem Seil, Baumstamm, Balken oder dergleichen zu balancieren. Sie schwanken hin und her und schaffen es nur mit großer Mühe – wenn überhaupt –, die Aufgabe zu erfüllen.

## Wie zeigen sich Koordinationsstörungen?

Den rechten Arm und das linke Bein gleichzeitig zu heben, ist eine scheinbar leichte Aufgabe. Doch Kinder mit Koordinationsstörungen heben meist Arm und Bein der gleichen Körperseite an, obwohl sie sonst rechts und links unterscheiden können. Sie haben auch Probleme mit Rhythmusspielen. Wenn sie im Rhythmus zuerst auf die Beine, dann in die Hände klatschen und anschließend mit den Füßen abwechselnd aufstampfen sollen, bewältigen sie diese schon für 6jährige einfache Aufgabe nur sehr holprig oder gar nicht. Auch beim Hüpfen und Springen zeigen sie Unsicherheit.

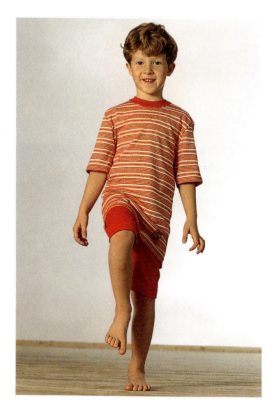

Auf einem Bein zu stehen, sollte Kindern kein Problem bereiten.

**PRAXIS 24**

## Test: Wie fit sind Muskeln und Rücken?

### Allgemeines zum Test

Da in den ersten Lebensjahren unendlich viele Entwicklungsschritte ablaufen und ein für mehrere Jahre eingeteiltes Beurteilungsraster den Rahmen dieses Buches sprengen würde, konzentrieren sich die ersten beiden Tests auf ein 6jähriges Kind mit Schulreife. In diesem Alter sind die wesentlichen grob- und feinmotorischen Fähigkeiten ausgeprägt. Ein normal entwickeltes Kind kann die Aufgaben ohne größere Probleme ausführen.
Die vier weiteren Tests sind für alle Altersstufen von 4–14 Jahre geeignet. Sie können Ihr Kind die Tests alle nacheinander machen lassen, das dauert eine gute halbe Stunde. Wenn Sie aber jeden Tag nur einen Test machen möchten, ist das genauso gut möglich.

### Die Vorbereitung

▶ Am besten führt Ihr Kind die Tests barfuß aus. Außerdem sollte es eine enge Turnhose und keine oder nur eng anliegende Oberbekleidung dabei tragen.

▶ Suchen Sie sich einen Platz in der Wohnung, wo sich Ihr Kind gut bewegen kann.

▶ Halten Sie einen Stift und ein Blatt bereit, um aufzuschreiben, bei welchem Test Ihr Kind Probleme hatte.

**Auf die richtige Kleidung achten**

*Wenn sich Kinder viel bewegen, beugen sie motorischen und koordinativen Problemen vor.*

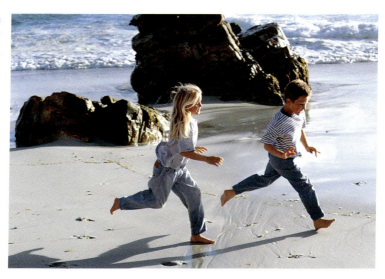

## PRAXIS

# Bevor Sie beginnen

▶ Wenn Sie alle Tests nacheinander machen, reichen die ersten beiden als Aufwärmphase aus. Wenn Sie die Tests lieber an mehreren Tagen durchführen wollen, dann sollte sich Ihr Kind jedesmal vorher aufwärmen (Erwärmungsübungen ab Seite 44).

## Die Auswertung

Wenn Ihr Kind zwei bis drei der vielen Aufgaben der Tests nur unsicher bewältigt, ist das kein Grund zu übertriebener Sorge. Wenn es jedoch eine ganze Testreihe wie die Aufgaben zu den grobmotorischen oder koordinativen Fähigkeiten oder die Testaufgaben von Bauch- und Rückenmuskelkraft überhaupt nicht oder nur äußerst unsicher ausführen kann, so ist das ein deutliches Alarmzeichen. Ein Kinderarzt, ein Orthopäde oder ein Physiotherapeut sollte dann zur genaueren Bewertung herangezogen werden (siehe auch Kasten rechts).
Die Übungen ab Seite 44 sind für alle Kinder entwickelt worden – ob sie nun Auffälligkeiten zeigen oder nicht. 2- bis 3mal die Woche zu üben, ist in jedem Fall sinnvoll und macht außerdem viel Spaß! Wenn Ihr Kind bei bestimmten Aufgaben,

**Bei starken Auffälligkeiten zum Arzt!**

zum Beispiel bei der Koordination oder beim Bauchmuskeltest Probleme hatte, dann sollte es neben allgemeinen Bewegungs- oder Kräftigungsübungen besonders solche Übungen machen, die diese Schwächen ausgleichen. Die Testaufgaben eignen sich alle selbst als Übung. Viele weitere Übungen sind im nächsten Kapitel beschrieben. Sie finden außerdem am Ende dieser Tests eine ausführliche Übersicht (Seite 35). Sie zeigt Ihnen auf einen Blick, welche Übungen Ihrem Kind ganz gezielt bei seinen individuellen Schwächen helfen können.

**Ihr Kind sollte die Aufgaben des Tests, bei denen es Probleme hatte, regelmäßig als Übung wiederholen**

## Bitte beachten Sie

Viele Faktoren beeinflussen die Entwicklung eines Kindes: die Erziehung, Umwelteinflüsse, Krankheiten und persönliche Faktoren spielen mit. Bei der Beurteilung, ob ein Kind eine normale (physiologische) oder nicht altersentsprechende (unphysiologische) Entwicklung vollzogen hat, sollte man deshalb sehr vorsichtig sein. Die nachfolgenden Beurteilungskriterien können nur als grobe Anhaltspunkte dienen. Wenn Sie sich bei der Auswertung der Tests unsicher sind, oder wenn Sie bei Ihrem Kind mehrere deutliche Schwächen feststellen, fragen Sie eine(n) Kinderarzt/ärztin oder eine(n) Physiotherapeuten/in um Rat.

# Test: Wie fit sind Muskeln und Rücken?

## Test 1: Grobmotorische Fähigkeiten

### *Hüpfen*

▶ Mit beiden Beinen gleichzeitig 5- bis 7mal hintereinander geradeaus hüpfen, ohne hinzufallen und stark zu schwanken.

▶ Mit jeweils einem Bein 5- bis 7mal hintereinander geradeaus hüpfen, etwa gleich gut mit jedem Bein.

### *Springen*

▶ Aus dem Stand über eine Höhe von etwa 30 cm springen (über eine zwischen zwei Stühle gespannte Paketschnur).

▶ Aus dem Stand auf eine Höhe von 30 cm springen (zum Beispiel auf einen festen Koffer oder eine Spielkiste).

▶ Von etwa 1 m Höhe (zum Beispiel einem Hocker) herunterspringen (auf ein großes, dickes Sofakissen), ohne beim Aufkommen hinzufallen.

### *Zehen- und Fersengang*

▶ Zuerst auf den Zehenspitzen, dann auf den Fersen 2 bis 3 m sicher geradeaus gehen.

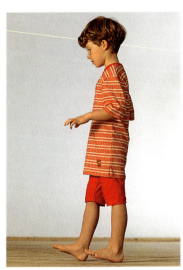

Beim Fersengang braucht Ihr Kind nicht nur Gleichgewichtsgefühl, sondern auch kräftige vordere Unterschenkelmuskeln (Seite 21).

### *Einbeinstand*

▶ Zuerst für 10 Sekunden auf dem linken Bein, dann auf dem rechten stehen. Mit den Armen dabei auszubalancieren ist erlaubt. Es sollte aber kein »wildes Rudern« daraus werden!

### *Gleichgewicht*

▶ Über ein Seil, das auf dem Boden liegt, balancieren, ohne ständig herunterzutreten.

▶ Auf einem Fitball (Seite 61) sitzen und abwechselnd ein Bein und einen Arm heben, ohne hinunterzufallen.

# Test 2: Koordinative Fähigkeiten

## Bewegungen verknüpfen

▶ Mehrmals hintereinander einen Hampelmann oder mehrere Froschhüpfer machen.

▶ Mit einem Ball loslaufen und ihn beim Laufen jemand zuwerfen. (Das ist auch im Flur gut möglich.)

## Körperwahrnehmung

▶ Mit geschlossenen Augen die eigenen Körperteile benennen, die von Ihnen leicht angetippt werden.

## Sensibilität

▶ Mit geschlossenen Augen warm und kalt, hart und weich, stumpf und spitz unterscheiden (Sie können dem Kind zum Beispiel einen Eisbeutel und eine Wärmflasche, einen Bauklotz und einen Wattebausch sowie einen Radiergummi und einen gespitzten Bleistift vorlegen).

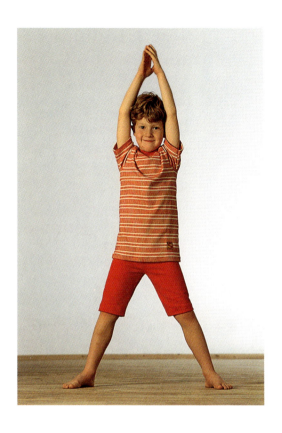

## Körperschema

▶ Sicher die eigene Körpermittellinie übergreifen und die Arme überkreuzen, zum Beispiel mit der linken Hand an das rechte Ohr und mit der rechten Hand an das linke Ohr gleichzeitig greifen.

**Beim »Hampelmann« muß das Kind zwei Bewegungen miteinander verknüpfen.**

# PRAXIS

## Test: Wie fit sind Muskeln und Rücken?

# Test 3: Haltungsstabilität und Muskelkraft

## *Der Armvorhaltetest nach Mathiass*

### *So wird's gemacht*

Für diesen Test ist es besonders wichtig, daß Ihr Kind einen nackten Oberkörper hat oder nur ein kurzes Oberteil trägt, damit Sie erkennen, ob es zum Beispiel ein Hohlkreuz macht oder nicht.

▶ Ihr Kind könnte sich seitlich vor eine Wand mit einer senkrechten Linie (zum Beispiel einem Türstock) stellen. So wäre es für Sie einfacher, eine mögliche Verlagerung des Beckens oder des Rückens zu erkennen.

▶ Bitten Sie nun Ihr Kind, sich barfuß mit hüftbreit gesetzten Füßen hinzustellen. Achten Sie darauf, daß die Fläche unter seinen Füßen eben ist. Die Knie sollten nicht durchgestreckt, sondern leicht gebeugt sein.

▶ Für eine aktive, aufgerichtete Haltung ist eine leicht nach hinten verlagerte Beckenstellung entscheidend. Dies gelingt

*Die richtige Ausgangsstellung ist wichtig für diesen Test*

am ehesten durch eine gute Bauchmuskelspannung. Als Erklärung könnten Sie sagen: »Stell dir vor, du bist eine Ente und machst einen Entenpo.« (Dabei wird die Lendenwirbelsäule hohl.) »Plötzlich kommt der Fuchs vorbei und will dich beißen. Doch du ziehst den Po schnell ein.« (Der Lendenwirbelsäulenabschnitt flacht deutlich ab.)

▶ Zur aufgerichteten Wirbelsäulenstellung fehlt jetzt noch eine gute Schulterblattspannung: Lassen Sie Ihr Kind die Arme nach vorne bis auf Schulterhöhe anheben und die Schulterblätter nach hinten zur Wirbelsäule hin anspannen.

▶ Mit gestreckten, hochgehaltenen Armen und geradem Hals sollte es nun mindestens 1 Minute lang stehen bleiben.

**Tip**: Lassen Sie es dabei langsam von 1 bis 60 oder rückwärts zählen, damit ihm nicht langweilig wird.

### *Auswertung*

▶ Betrachten Sie Ihr Kind nun von der Seite und von hinten. Eine Muskelschwäche kann vorliegen, wenn es folgende Ausweichbewegungen macht:

*Um eine gute Bauchmuskelspannung zu erreichen, erzählen Sie eine kurze Geschichte*

*Nehmen Sie sich Zeit für die Auswertung*

# Test 3: Haltungsstabilität und Muskelkraft

**PRAXIS 29**

- der Rumpf verlagert sich nach hinten und das Becken kippt nach vorne, so daß eine Hohlkreuzstellung entsteht
- die Schulterblätter stehen weit von der Wirbelsäule ab
- die Arme wandern mehr und mehr nach oben oder sinken Richtung Boden
- der Kopf sinkt nach vorne in Richtung Brustbein oder nach hinten, und der Nacken wird überstreckt.

**Fazit:** Egal, welche dieser Ausweichbewegungen Ihr Kind macht – es sollte in jedem Fall seine Rumpfmuskulatur sowie gleichzeitig die Schulter-, Arm- und Rückenmuskeln trainieren. Sehen Sie bitte in der Übersicht auf Seite 35 nach, welche Übungen dafür am besten geeignet sind.

*So sollte Ihr Kind gut 1 Minute stehen bleiben können.*

*So sollte sich die Haltung dabei nicht verändern.*

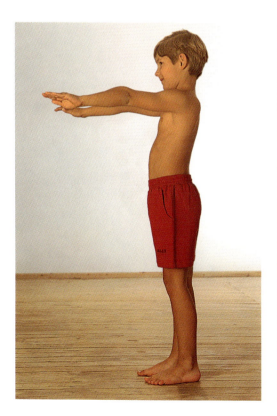
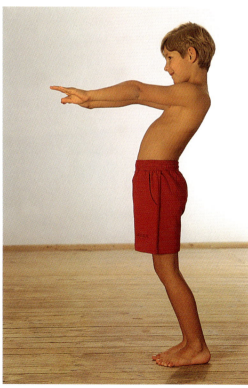

## Test 4: die Bauchmuskeln

*So wird's gemacht*

▶ Ihr Kind sollte sich in Rückenlage auf eine Decke oder auf eine Matte legen. Dann schieben Sie ein dünn gefaltetes Handtuch unter seine Lendenwirbelsäule, damit diese unterstützt wird.

▶ Ein Bein nach dem anderen wird nun zum Bauch gezogen und rechtwinkelig, wie eine Stufe, in der Luft gehalten.

▶ Gleichzeitig wird der Kopf mit langem Hals, ohne nach vorne abzuknicken, etwa 3 cm vom Boden gelöst. Die Augen sind zur Decke gerichtet.

▶ Auch die Arme werden neben dem Rumpf mit den Handinnenflächen nach oben etwa 3-5 cm abgehoben. Bitte achten Sie darauf, daß die Lendenwirbelsäule und die Schulterblätter vollen Bodenkontakt behalten und daß die Beine nicht weiter an den Bauch herangezogen oder weiter zum Boden herabgelassen werden.

▶ Diese Stellung sollte Ihr Kind je nach Alter für einige Sekunden halten können:
4–6 Jahre: 7 Sekunden
7–11 Jahre: 10 Sekunden
12–14 Jahre: 12 Sekunden

**Die Beinstellung soll sich nicht verändern**

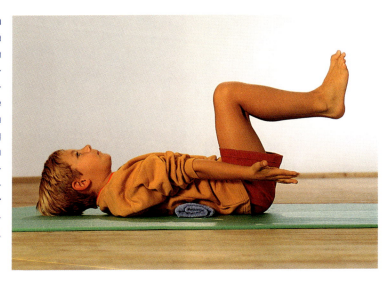

Bei diesem Test werden die unteren Bauchmuskeln beansprucht. Die Beine kann Ihr Kind ruhig noch mehr in eine 90-Grad-Stellung bringen als unser junges Fotomodell.

## PRAXIS

### Test 5: die Rückenmuskeln

**Zum Abschluß die Bauchmuskeln dehnen**

▶ Am Ende des Tests sollte Ihr Kind die Beine nacheinander zum Boden senken und Beine, Füße, Arme und Hände wie beim Rekeln weit ausstrecken. Hierbei werden die Bauchmuskeln zum Ausgleich noch einmal gut gedehnt.

*Auswertung*

- Werden die Beine mehr und mehr an den Bauch herangezogen oder gar von den Händen unterstützt, oder läßt Ihr Kind die Beine zu früh absinken, dann sind die Bauchmuskeln zu schwach.
- Kann der Kopf nicht lange genug gehalten werden, dann sind auch die vorderen Halsmuskeln geschwächt. Das Kopfheben in Rückenlage sollte dann regelmäßig geübt werden (siehe auch Seite 35).

### Test 5: die Rückenmuskeln

*So wird's gemacht*

▶ Bitten Sie Ihr Kind, sich auf den Bauch auf eine Decke oder Matte zu legen, die Füße anzuziehen und die Fußspitzen aufzustellen. Die Knie behalten dabei Bodenkontakt.

▶ Sie können Ihrem Kind nun einen Besenstiel oder Stock der Länge nach auf Rücken und

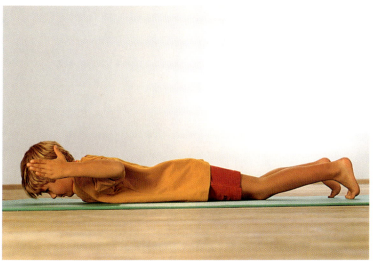

**Bitten Sie Ihr Kind zusätzlich, das Brustbein nach unten zu drücken.**

# Test: Wie fit sind Muskeln und Rücken?

Kopf legen, damit es seinen Nacken nicht überstreckt, sobald es den Kopf anhebt.

▶ Der Kopf soll so weit abgehoben werden, daß die Nasenspitze 1 bis 2 cm vom Boden entfernt ist.

▶ Jetzt werden die Arme in U-Halte etwa 5 cm vom Boden gelöst. Die Daumen der geöffneten Hände zeigen dabei nach oben. (Foto Seite 31).

▶ Diese Stellung sollte Ihr Kind je nach Alter für einige Sekunden halten können:
4–6 Jahre: 7 Sekunden
7–11 Jahre: 10 Sekunden
12–14 Jahre: 12 Sekunden

▶ Am Ende des Tests sollte sich Ihr Kind mit dem Po auf seine Fersen setzen und den Bauch auf die Oberschenkel ablegen. Dann die Arme angewinkelt vor sich und den Kopf auf den Boden legen. Den Rücken soll es dabei rund machen. In dieser entspannenden Haltung ein paar Sekunden liegen bleiben.

*Auswertung:*

● Kann der Kopf nicht lange gehalten werden, sind die Nackenmuskeln zu schwach.
● Wird das Brustbein immer mehr vom Boden gelöst und sinken die Arme zum Boden zurück, liegt eine Schwäche der Rückenmuskeln vor.

**Besonders Brustwirbelsäulen- und Schulterblattbereich sind geschwächt**

**Durch die »Päckchenhalte« entspannen sich die beim Test beanspruchten Rückenmuskeln.**

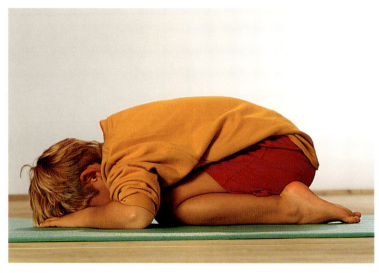

# Test 6: Muskeln der Oberschenkelvorderseite

## Test 6: Muskeln der Oberschenkelvorderseite

*So wird's gemacht*

▶ Bitten Sie Ihr Kind, sich auf eine Tischkante zu setzen, ein Bein fest an den Bauch zu ziehen und sich so langsam in Rückenlage auf den Tisch zu legen.

▶ Legen Sie vorher unter die Lendenwirbelsäule ein zusammengerolltes Handtuch oder ein dünnes Kissen, damit sie unterstützt wird.

**Durch die Unterlage wird das »Hohlkreuz« vermieden**

▶ Achten Sie darauf, daß der Po mit der Tischkante abschließt, damit das andere Bein ungehindert herunterhängen kann.

▶ Betrachten Sie nun das Kind von beiden Seiten: Der Oberschenkel des herabhängenden Beins sollte deutlich abfallend nach unten zeigen.

▶ Bitten Sie jetzt Ihr Kind, das Knie des herabhängenden Beins anzuwinkeln, so daß zwischen Ober- und Unterschenkel eine Beugung von etwa 90° besteht.

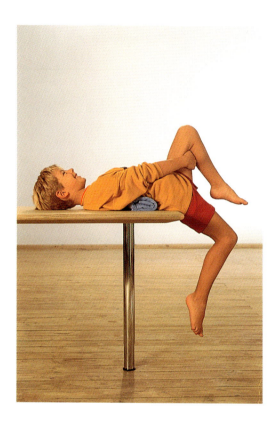

▶ Wiederholen Sie nach der Auswertung das Ganze mit dem anderen Bein, um dessen Muskeln zu testen.

*Auswertung*

● Zeigt der Oberschenkel anstatt nach unten auffällig nach oben und kann das Knie nur wenig gebeugt werden, sind die Muskeln verkürzt, und ein regelmäßiges Dehntraining ist erforderlich.

**Der Oberschenkel kann auch bequem mit einem Handtuch gehalten werden.**

## Test 7: Muskeln der Oberschenkelrückseite

*So wird's gemacht*

▶ Bitten Sie Ihr Kind, sich auf eine Decke auf den Rücken zu legen und ein Bein so weit wie möglich gestreckt anzuheben.

▶ Die Fußspitze des abgehobenen Beines soll nicht angezogen werden. Eine zusätzliche Dehnung der Wade würde von der gewollten Dehnung der hinteren Oberschenkelmuskulatur ablenken.

▶ Der Kopf, die Arme und das andere Bein bleiben dabei entspannt auf dem Boden liegen.

▶ Anschließend ist das andere Bein an der Reihe.

**Das zweite Bein testen!**

*Auswertung:*

● Schafft es Ihr Kind, das Bein mit gestrecktem Knie mindestens 90° abzuheben, ohne daß sich das andere Bein vom Boden löst, so verfügt es über eine ausreichend gut gedehnte Muskulatur auf der Rückseite der Oberschenkel.
● Kann Ihr Kind das Bein nur weniger als 90° mit gestrecktem Knie abheben, so sind die Muskeln an der Oberschenkelrückseite verkürzt.

**Wenn Ihr Kind diesen Test später als Übung wiederholt, kann es das Bein noch näher an den Bauch ziehen, das erhöht die Wirkung.**

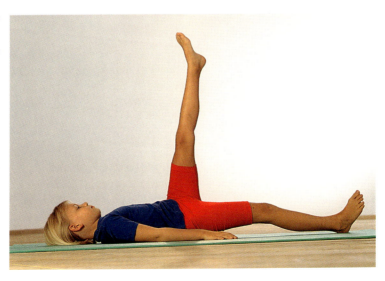

# PRAXIS

## Übungsplan zum Test

**35**

## Übungsplan zum Test

Wenn Ihr Kind bei einem Test Schwierigkeiten hatte, so sollte es regelmäßig die entsprechende Testaufgabe wiederholen sowie die Übungen machen, die unter den jeweiligen Tests in dieser Tabelle aufgeführt sind. Dies hilft Ihrem Kind, seine individuellen Schwächen auszugleichen.

| Name der Übung | Seite | Altersgruppe | Gruppengröße |
|---|---|---|---|
| **Test 1: Grobmotorische Fähigkeiten** | | | |
| Zickzack springen | 44 | 4–14 Jahre | Einzeln |
| Hüpfen und spreizen | 44 | 4–14 Jahre | Einzeln |
| Reissäckchen auf dem Kopf | 60 | 4–14 Jahre | Einzeln |
| Variante | 60 | 4–14 Jahre | Einzeln |
| Luftballon zupritschen | 58 | 4–14 Jahre | Mit Partner |
| Variante | 58 | 7–14 Jahre | Mit Partner |
| **Test 2: Koordinative Fähigkeiten** | | | |
| Der Luftballonartist | 55 | 4–14 Jahre | Einzeln |
| Variante | 55 | 7–14 Jahre | Einzeln |
| Teig rollen | 79 | 4–14 Jahre | Mit Partner |
| Wackelpudding | 77 | 4–14 Jahre | Mit Partner |
| **Test 3: Haltungsstabilität und Muskelkraft** | | | |
| U«-spannen | 73 | 4–14 Jahre | Einzeln |
| Das W mit Gewichten | 71 | 4–14 Jahre | Einzeln |
| **Test 4: die Bauchmuskeln** | | | |
| Die Luftballonkerze | 65 | 4–14 Jahre | Einzeln |
| Luftballon-Zappelkäfer | 65 | 7–14 Jahre | Einzeln |
| Band spannen – Stufe halten | 67 | 7–14 Jahre | Einzeln |
| **Test 5: die Rückenmuskeln** | | | |
| Streck dich mit dem Luftballon | 69 | 4–14 Jahre | Einzeln |
| Das W mit Gewichten | 71 | 4–14 Jahre | Einzeln |
| Streck dich über dem Stuhl | 69 | 7–14 Jahre | Mit Partner |
| **Test 6: Muskeln der Oberschenkelvorderseite** | | | |
| Ferse ziehen | 53 | 4–14 Jahre | Einzeln |
| Gegen die Wand | 51 | 7–14 Jahre | Einzeln |
| **Test 7: Muskeln der Oberschenkelrückseite** | | | |
| Bein strecken | 53 | 4–14 Jahre | Einzeln |

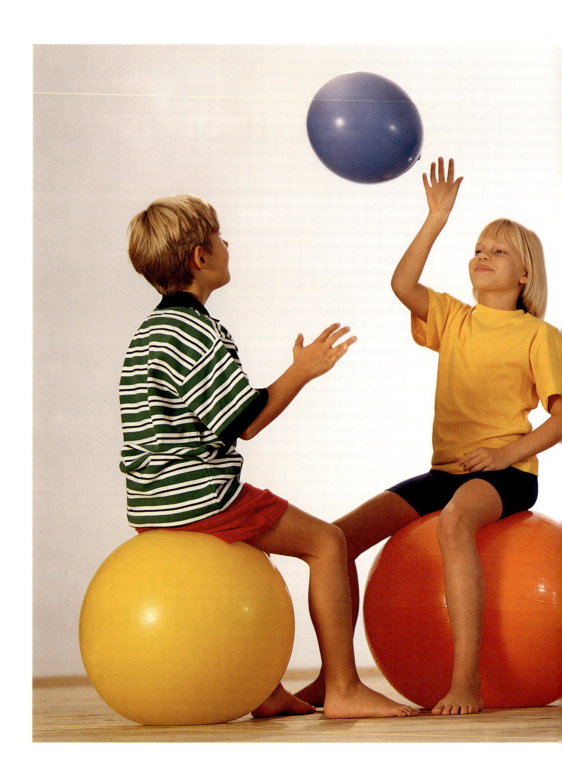

**PRAXIS**

**37**

# Trainieren macht Spaß

Im folgenden Kapitel erfahren Sie
zunächst alles, was bei der Vorbereitung zu den Übungen wichtig
ist. Bitte lesen Sie sich diese
Seiten erst aufmerksam durch –
am besten gleich zusammen mit
Ihrem Kind, damit es die Geräte,
mit denen es üben soll, kennenlernt und die Symbole bei den
Übungen richtig deuten kann.
Die Übungen selbst wenden sich
direkt an die Kinder.
Wenn Sie mit Ihrem Kind zusammen trainieren, brauchen Sie also
die Übungen nicht erst umzufor-
mulieren. Wenn Ihr älteres Kind
allein oder mit seinen Freunden
trainieren will, dann wird es
direkt angesprochen.
Grundsätzlich wäre es aber ideal,
wenn Sie anwesend sein könnten,
um mögliche Haltungsfehler zu
korrigieren. Aber Vorsicht: Kriti-
sieren Sie bitte nicht zu viel –
im Mittelpunkt steht der Spaß an
der Bewegung, kein verbissenes,
perfektes Training!

# Tips und Tricks zum Übungs- beginn

Damit Ihr Kind Spaß am Trai- ning hat und nichts passieren kann, sollten Sie bereits vorab einige Dinge beachten.

## Bevor es losgeht

### Sich Zeit nehmen

Ganz allein zu üben macht oft wenig Freude. Auch wenn es sich um Einzelübungen han- delt, muß Ihr Kind ja mal kor- rigiert werden oder braucht Hilfestellung beim Gleichge- wichthalten. Nicht nur das Kind sollte sich also zwei Mal die Woche Zeit nehmen, son- dern auch Mama, Papa oder ein älteres Geschwisterkind! Beson- ders reizvoll und interessant wird ein Übungsprogramm mit einem Freund oder einer Freun- din. Grundsätzlich können alle Einzelübungen auch zu zweit gemacht werden.

*Auch Sie als Übungspart- ner müssen sich Zeit nehmen*

### Bequeme Kleidung

Jogginghosen, Leggins, kurze Sporthosen oder auch ein Gym- nastikanzug – kurz, alles was nicht einengt oder gar zwickt, eignet sich zum Üben.

### Platz schaffen

Suchen Sie sich für die Übun- gen mit Ihrem Kind einen Ort aus, wo es sich nirgends an- stoßen kann. Für Übungen in Bauch- oder Rückenlage sowie im Sitzen reicht der Platz einer ausgebreiteten Decke (etwa 2 x 1,5 m). Beim Spielen und Trainieren mit Luftballon oder Fitball braucht Ihr Kind minde- stens eine Fläche von etwa 2,5 x 2,5 m. Achten Sie auch darauf, daß keine spitzen oder wackeligen Gegenstände in der Nähe liegen.

*Zum Üben braucht Ihr Kind genug Platz*

## So übt Ihr Kind richtig

### Fließende Atmung

Kinder atmen meist automa- tisch richtig. Neigt Ihr Kind allerdings dazu, die Luft anzu- halten, bitten Sie es, während der Übungen die Luft laut und zischend ausströmen zu lassen.

*Die Atmung hören lassen*

## So übt Ihr Kind richtig

### Nicht kalt erwischen lassen

**Vor dem Üben muß sich Ihr Kind immer erst erwärmen**

So hoppla-hopp, unaufgewärmt zwei bis drei Übungen durchzuführen, bringt eher Schaden als Nutzen. Planen Sie deshalb vor jedem Übungsprogramm immer eine Erwärmungs- und Dehnungsphase ein.

### Der ideale Übungsaufbau

**1** Erwärmen: etwa 5 Minuten. Hier geht es darum, daß die Muskeln warm werden. Herumtoben ist erlaubt, denn Spaß haben steht im Mittelpunkt.

**2** Dehnen: etwa 10 Minuten. Die Muskeln, die sich beim Test als besonders kurz herausgestellt haben, sollten regelmäßig gedehnt werden. Ebenso die Muskeln, die später im Training gekräftigt werden sollen. Bei den meisten Übungen werden gleich mehrere Muskeln auf einmal gedehnt.

**Viele Dehnübungen decken mehrere Muskelgruppen auf einmal ab**

**3** Gleichgewicht und Geschicklichkeit trainieren: etwa 5 Minuten

und/oder

**4** Körperwahrnehmung und Haltungsstabilität trainieren: etwa 5 Minuten.

**5** Kräftigen: 10 bis 15 Minuten. Muskeln werden ohne Training schlaff. Bei vielen Übungen werden wie beim Dehnen mehrere Muskelgruppen auf einmal gekräftigt.

**6** Regenerieren: etwa 5 Minuten. Entweder noch einmal eine Dehn- oder eine Schüttelübung machen. Zum Schluß eine Entspannungsübung.

Alle Übungen finden Sie in dieser Reihenfolge ab Seite 44. Ab Seite 91 finden Sie als Anregung drei Übungspläne, die nach Altersgruppen (Seite 40) unterteilt sind und rund 40 Minuten in Anspruch nehmen. Sie können natürlich mit der Zeit variiert und erweitert werden.

**Modellpläne als Anregung und Übersichtshilfe**

### Regelmäßig trainieren

Spürbare Erfolge sind nur mit regelmäßigem Training zu erzielen. Es bringt nichts, wenn Ihr Kind die ersten 14 Tage lang täglich fleißig übt, 2 Monate Pause macht und dann wieder neu damit beginnt. Ein Übungsprogramm, das 2- bis 3mal in der Woche durchgeführt wird, reicht aus, um zum Beispiel Muskelschwächen oder Gleichgewichts- und Koordinationsstörungen entscheidend entgegenzuwirken.

**2- bis 3mal die Woche Üben bringt Erfolg**

# Tips und Tricks zum Übungsbeginn

## Übungsauswahl

**Immer vom Leichten zum Schwereren gehen**

Beginnen Sie immer mit Übungen, die Ihr Kind schon kann und die ihm Spaß machen. Damit stärken Sie sein Selbstvertrauen. Bevor es also mit einer schwereren Übung beginnt, sollte es die vorangegangene gut beherrschen. Erst dann sollten Sie Übungen auswählen, die Ihr Kind wegen zu schwacher oder verkürzter Muskulatur oder wegen Schwierigkeiten mit dem Gleichgewicht vor neue Herausforderungen stellen. Das Ausgleichen und Beheben etwaiger Schwächen darf aber nicht zu sehr im Vordergrund stehen, da Ihr Kind sonst möglicherweise resigniert und die Lust am Üben verliert.

## Die Altersgruppen

**Unterteilung der Übungen in drei Altersstufen**

Im Übungskapitel wurde je nach Schwierigkeit der Übungen eine Einteilung in 3 Altersstufen vorgenommen.

**Altersgruppe 1:**
für Kindergartenkinder im Alter von 4 bis 6 Jahren.
**Altersgruppe 2:**
für Kinder im Grundschulalter, von 7 bis 11 Jahren.
**Altersgruppe 3:**
für Jugendliche im Alter von 12 bis 14 Jahren.

Darüber hinaus gibt es Spiele oder Übungen, die für zwei oder sogar alle drei Altersgruppen geeignet sind.

### Nicht überfordern

Zeigt Ihr Kind bei einer Übung deutliche Unsicherheiten, wie heftiges Schwanken oder Zeichen zu großer Anstrengung, dann sollten Sie sie vereinfachen oder eine andere Übung aussuchen. Von 4- bis 6jährigen Kindern darf man sicher keine perfekt ausgeführten Übungen erwarten. Für diese Jüngsten sollen sie in erster Linie Bewegungsanreize geben und kein ausgefeiltes Training darstellen.

**4jährigen sollen die Übungen nur Bewegungsanreize geben**

**Wichtig**: Sie brauchen sich nicht strikt an die Einteilung der Altersgruppen zu halten. Wie ich im Rahmen meiner langjährigen Praxis immer wieder festgestellt habe, ist das individuelle Leistungsniveau bei Kindern jeden Alters unterschiedlich. Das entscheidende Kriterium für die richtige Auswahl können also nur die individuellen Fähigkeiten und Voraussetzungen Ihres Kindes sein. Einiges konnten Sie schon beim Test erkennen, anderes müssen Sie einfach ausprobieren. Ziehen Sie im Zweifel einen Orthopäden oder Kinderarzt zu Rate.

**In Zweifelsfällen immer ärztlichen Rat einholen**

# Übungsangaben

## Schmerzen sind ein Signal

Bei Dehnungsübungen ist ein ziehender Dehnschmerz vollkommen normal. Bei allen anderen Übungen sollten jedoch keine Schmerzen auftreten. Vor allem wenn Ihr Kind über scharfe, stechende oder plötzlich einschießende Schmerzen klagt, sollten Sie die Übung sofort abbrechen. Gehen Sie zum Orthopäden oder Physiotherapeuten und klären Sie die Übung mit ihm ab.

### Nicht unterfordern

Manche Übungen können für ein Kind aus einer jüngeren Altersgruppe schon zu einfach sein. Wird die Übung mit Leichtigkeit ausgeführt, droht schnell Langeweile. In diesem Fall kann Ihr Kind natürlich auch die Übung einer höheren Altersgruppe ausprobieren.

**Wenn Langeweile droht, eine schwerere Übung auswählen**

## Übungsangaben

### Dauer und Wiederholungen

Die bei den jeweiligen Übungen gemachten Angaben zu Dauer und Wiederholungen sind nur als Empfehlungen zu verstehen. Für Gleichgewichts-, Geschicklichkeits- und Koordinationsübungen können keine verbindlichen Zeiten angegeben werden. Verlassen Sie sich auf Ihr Gefühl und das Ihres Kindes, und üben Sie, solange es ihm Spaß macht.

**Üben Sie, solange es Ihnen beiden Spaß macht**

Kindergartenkinder sollten die Übungen, wenn nichts anderes dabeisteht, mindestens 3mal wiederholen, Schulkinder und Jugendliche für einen ausreichenden Trainingsreiz mindestens 5mal pro Übung.

### Symbole

Die Zeichen im Übungskapitel haben folgende Bedeutung:

 Altersgruppe

 Gruppengröße

 Dauer

 Anzahl der Wiederholungen

 Hilfsmittel Musik

Bei Varianten finden Sie nur dann Angaben, wenn sich im Vergleich zur Hauptübung etwas verändert. Steht nichts dabei, gilt für Altersgruppe, Gruppengröße, Dauer … das, was bei der Hauptübung steht.

# PRAXIS

## Tips und Tricks zum Übungsbeginn

### Die Übungsgeräte

Um Übungen pfiffig und abwechslungsreich zu gestalten, braucht man keinen großen Geldbeutel. Schon mit einfachen und billigen Materialien lassen sie sich variationsreich und effektvoll gestalten.

### Der Luftballon

Luftballons sind so leicht, daß sie in ihrem Bewegungsverlauf oft unberechenbar werden. Das macht den besonderen Reiz beim Spielen und Üben aus.
Ein großer Luftballon, der im aufgeblasenen Zustand einen Durchmesser von 60 bis 70 cm hat, schwebt besser in der Luft als ein kleiner. Für Gruppenspiele sollten Sie am besten noch größere Luftballons von über 1 m Durchmesser verwenden.

*Übungsgeräte: preiswert und effektvoll*

### Reissäckchen

Mit dem Reissäckchen kann der aufrechte Sitz oder das rückenfreundliche Bücken geübt werden. Bei den Kräftigungsübungen können sie als Gewicht eingesetzt werden, damit die Übung schwieriger wird.

**Tip**: Füllen Sie einen Handwaschlappen mit 300 g Reis, und vernähen Sie das offene Ende des Waschlappens – fertig ist das Trainings-Säckchen!

### Gewichte

Als Erschwernis für Rückenmuskelübungen in Bauchlage oder auf dem Fitball eignen sich Sprudelflaschen. Das Gewicht kann hier auch gut durch unterschiedliche Füllung der Flaschen gesteigert werden. Statt Sprudelflaschen eignen sich natürlich auch Leichthanteln. Es gibt sie in vielen bunten Farben in Sportgeschäften und Warenhäusern zu kaufen. Es eignen sich Hanteln von 1 bis 1 1/2 kg Gewicht.

*Als Füllung eignen sich auch getrocknete Erbsen*

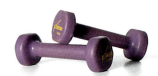

### Das Lendenkissen

Das Lendenkissen kann zur Unterstützung der Lendenwirbelsäule dienen. Wenn es gedreht wird, kann die Innenschwingung auch die Halswirbelsäule unterstützen. Darüber hinaus unterstützt es die Wirbelsäule beim Lesen auf dem Bauch oder beim Sitzen auf dem Stuhl.

## Die Übungsgeräte

**PRAXIS 43**

### Springseil

Mit dem Seil kann Geschicklichkeit, Gleichgewicht, Muskelkraft und -ausdauer zugleich trainiert werden. Die oft vernachlässigten Fußmuskeln werden beim Greifen oder Formen des Seiles stimuliert.

### Matratzen

Zwei übereinandergelegte Matratzen machen das Federn gleich schwungvoller als nur eine Matratze. Damit sie nicht wegrutschen können, sollten die Matratzen am besten in eine Ecke geschoben werden. Sie können natürlich auch ein Minitrampolin kaufen.

*Beinmuskeln kräftigen und Gleichgewicht fördern mit Matratze und Trampolin*

### Das Gummiband

Üben mit dem elastischen Gummiband bedeutet für jedes Kind eine Herausforderung. Ein Gummiband, auch unter dem Namen »Theraband« bekannt, sollte mindestens eine Länge von 3 m haben. Benutzen Sie nur Gummibänder mit leichter Widerstandskraft. Bei der Auswahl lassen Sie sich am besten im Fachgeschäft beraten.

### Fitball

Der Fitball eignet sich nicht nur zum Üben, sondern auch zum normalen Sitzen (Seite 83). Denn durch seine Labilität fordert er immer wieder zur aufrechten Sitzhaltung auf. Fitbälle können Sie in Gößen von 35 cm bis 75 cm Durchmesser bekommen. Die richtige Auswahl des Balles orientiert sich an der Körpergröße:

| Körpergröße | Durchmesser des Balles |
|---|---|
| bis 125 cm | 35 cm |
| bis 140 cm | 45 cm |
| bis 155 cm | 55 cm |
| bis 175 cm | 65 cm |
| ab 175 cm | 75 cm |

**Wichtig**: Ihr Kind sollte den Ball vor dem Kauf trotzdem erst ausprobieren, denn Kinder haben unterschiedlich lange Beine: Die Füße sollten vollen Bodenkontakt haben und die gespreizten Oberschenkel leicht nach unten abfallen. Der Po liegt etwas höher als die Knie.

*So sitzt Ihr Kind richtig auf dem Fitball*

# Erwärmen: den Motor starten

Bevor du deine Muskeln und Gelenke trainierst, brauchen deine Muskeln Energie. Ohne Benzin kann kein Auto starten, und ein kalter Motor bringt auch keine Spitzenleistung. Genauso geht es deinen Muskeln. Dein Motor, dein Herz, muß erst ein wenig in Schwung kommen. Um deinen Motor auf Touren zu bringen, muß dein Herz-Kreislauf-System angeregt werden. Ähnlich wie beim Auto, wo die Benzinleitungen den Sprit transportieren, pumpt dein Herz das Blut durch die Adern. Das Blut transportiert den nötigen Sauerstoff und die Energie zu deinen Muskeln.

**Bevor du übst, bringe immer erst den Kreislauf in Schwung**

## Mit dem Seil

### Zickzack springen

🐢 4–14 Jahre
👚 Einzelübung
⏱ 2–3 Minuten

▶ Lege ein Seil von 2 bis 3 m Länge in einer geraden Linie auf den Boden. Dann hüpfe mit beiden Beinen von links nach rechts und rechts nach links zickzack hin und her über das Seil. Kommst du zu sehr außer Atem, dann erhole dich kurz, bevor du wieder neu beginnst.

**Mache ruhig kurze Pausen zwischendurch**

### Variante

🐢 7–14 Jahre

▶ Statt mit beiden Beinen kannst du auch mit einem Bein zickzack springen. Den Hinweg mit dem linken, den Rückweg mit dem rechten Bein.

### Hüpfen und spreizen

🐢 4–14 Jahre
👚 Einzelübung
⏱ 2–3 Minuten

▶ Nimm dir für dieses Hüpfspiel zwei Seile. Lege sie mit etwas Abstand, so breit wie ein 30-cm-Lineal, nebeneinander. Stelle dich mit gespreizten Beinen über das Seil, und springe abwechselnd mit beiden Beinen zwischen die Seile, dann mit gespreizten Beinen wieder aus den Seilen heraus.

# Mit dem Seil

**PRAXIS 45**

**Achte beim Springen darauf, gut in Knie- und Fußgelenken zu federn.**

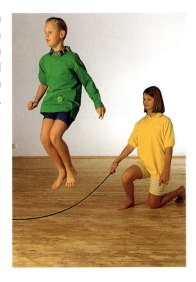

## *Seilspringen*

- 7–14 Jahre
- Einzelübung
- 2–3 Minuten

▶ Beim Seilspringen kannst du verschiedene Sprungmöglichkeiten ausprobieren. Versuche es mit wechselnden Sprüngen (rechtes und linkes Bein), so als ob du auf der Stelle laufen würdest. Du kannst aber auch mit beiden Beinen gleichzeitig abspringen.

**Willis Tip:** Seilspringen ist anstrengend. Wenn du zu sehr außer Atem kommst, dann mache eine kleine Pause, bevor du von neuem beginnst.

## *Seil schwingen*

- 4–6 Jahre
- Partnerübung
- 3–5 Minuten

▶ Bist du mit dem Seilspringen noch nicht so vertraut, dann laß dir von deinen Eltern oder deinem Übungspartner helfen. Ein Ende des Seils wird an einem Tischbein oder der Heizung angebunden. Das andere Ende hält dein Partner und schwingt das Seil relativ flach über dem Boden hin und her. Während das Seil nach rechts und links schwingt, versuchst du, von einer Seite zur anderen über das Seil zu springen und zurück.

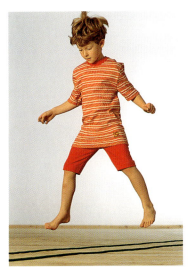

**Beim Seilspringen kannst du auch deine Geschicklichkeit verbessern.**

# PRAXIS
## Erwärmen: den Motor starten

## Mit der Matratze

Ein federnder Untergrund eignet sich sehr gut zum Erwärmen. Die Matratze gibt immer elastisch nach und schont so besonders deine Gelenke und Bandscheiben.

### Matratzenhüpfen

- 4–14 Jahre
- Einzelübung
- 3–5 Minuten

▶ Versuche dich mit deinem federnden Untergrund anzufreunden. Hüpfe hoch und runter, das macht deine Muskeln munter. Mache abwechselnd kleine schnelle und hohe langsame Sprünge. Versuche auch wie ein Jogger langsam oder wie ein Sprinter ganz schnell auf der Stelle zu laufen.

**Wechsle die Art der Sprünge auf der Matratze immer wieder**

### Hüpfen und jonglieren

- 7–14 Jahre
- Einzelübung
- 3–5 Minuten

▶ Fühlst du dich beim Hüpfen auf der Matratze ganz sicher, dann versuche während des Springens einen Luftballon in die Luft zu pritschen (zu stoßen) und ihn so oben zu halten.

**Mit dem Luftballon wird die ganze Sache schon schwieriger**

### Variante

🕺 Partnerübung

▶ Noch mehr Spaß macht die Übung zusammen mit einem Übungspartner. Pritscht euch, während ihr auf der Matratze hüpft, den Luftballon gegenseitig zu. Versucht ihn so lange wie möglich in der Luft zu halten.

**Diese Übung macht Spaß und fördert das Reaktionsvermögen.**

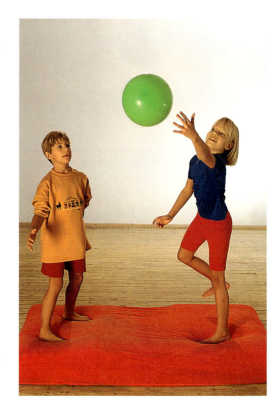

PRAXIS
Mit dem Fitball
47

## Mit Luftballons

### Das Sausespiel

- 4–14 Jahre
- Gruppenübung
- nach Belieben
- schnelle (Lieblings-)Lieder

▶ Bestimmt einen von euch, der den Cassettenrecorder an- und abschaltet. Wenn die Musik losgeht, schlagt ihr den Luftballon in Laufrichtung und saust so schnell wie möglich hinterher. Die Ballons sollen den Boden nicht berühren! Wenn die Musik abbricht, bleibt ihr alle mit eurem Ballon wie versteinert stehen. Dann geht es wieder los mit Musik.

### Frechdachsspiel

- 7–14 Jahre
- Gruppenübung
- 5 Minuten

▶ Nehmt euch jeder einen Luftballon und pritscht ihn mit den Fingern hoch. Versucht euch gegenseitig die Ballons wegzuschlagen, ohne dabei euren eigenen zu verlieren. Hat ein Frechdachs euren Luftballon weggeschlagen, dann flitzt hinter dem Ballon her.

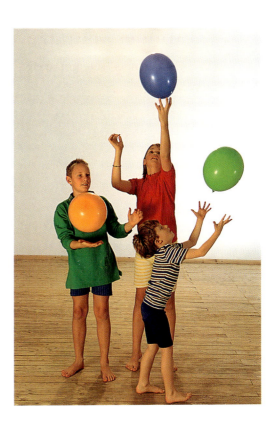

## Mit dem Fitball

### Prellen und laufen

- 4–14 Jahre
- Einzel- oder Gruppenübung
- nach Belieben

▶ Für dieses Spiel brauchst du Platz. Schlage den Fitball mit der Handfläche auf den Boden und laufe dabei mit ihm kreuz und quer durch den Raum.

**Dreht euch beim Frechdachsspiel schnell, so könnt ihr eure Partner täuschen.**

# Dehnen: Mach dich lang und streck dich

Sind Deine Muskeln erst einmal richtig erwärmt, dann haben sie eine ganze Menge Energie. Nun sind sie gut auf ein kleines Dehnungsprogramm vorbereitet.

## Warum tut dehnen gut?

**Durch Dehnen kannst du Verletzungen vermeiden** Wenn du deine Muskeln gut dehnst, vermeidest du Zerrungen oder andere Verletzungen. Deine Muskeln werden außerdem elastischer und deine Gelenke beweglicher. Auch nach einem kräftigenden Training (Seite 64) solltest du zum Abschluß einige Dehnübungen machen – dadurch bleibst du beweglich, dein Körper entspannt sich, und deine Muskeln erholen sich schneller.

## Wie lange dehnen?

Damit die Muskeln mehr und mehr nachgeben können, benötigen sie genügend Zeit. Ein Muskel muß sich also erst an das Dehnen gewöhnen – **Weniger als 30 Sekunden zu dehnen bringt nichts** 30 bis 40 Sekunden sind optimal. Ein kürzeres Dehnen bringt nicht viel.

## Tut dehnen weh?

Wenn die Muskeln in die Länge gezogen werden, entsteht ein ziehender Schmerz. Davor brauchst du keine Angst zu haben. Wird dir der Schmerz aber zu viel, führst du die Dehnung einfach etwas weniger stark aus. **Immer ganz vorsichtig dehnen**

# Bauchmuskeln

## Ruhekissen

- 4–14 Jahre
- Einzelübung
- 1–2 Minuten

▶ Lege dich in Rückenlage über ein Lendenkissen oder ein zusammengerolltes Kissen. Es soll deine Lendenwirbelsäule unterstützen. Ein zweites Kissen kannst du dir unter den Kopf schieben. Deine Beine sind – wie auf dem Bild rechts oben – leicht gespreizt, deine Füße zeigen nach außen, und die Arme sind oben direkt neben deinem Kopf abgelegt.

# PRAXIS
## Bauchmuskeln 49

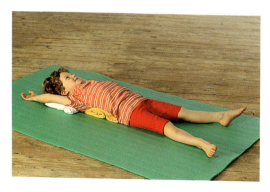

liegt, kannst du ein kleines Kissen oder ein zusammengerolltes Handtuch unter den Nacken legen. Jetzt nimm deine Arme ausgestreckt ganz weit hinter den Kopf. Die Beine stehen erst angewinkelt, nach 10 Sekunden ausgestreckt mit den Fersen auf dem Boden.

**!** **Übrigens:** Bei beiden Übungen dehnst du nicht nur den Bauch, sondern auch deine Arm-, Brust- und Leistenmuskeln mit.

**Lege dir bei dieser Übung eine Wärmflasche auf dein Brustbein, das tut sehr gut.**

## Fitball-Brückenbogen

- 4–14 Jahre
- Einzel- oder Partnerübung
- 1/2–1 Minute
- 2–3mal

▶ Nimm deinen Fitball und lege dich mit dem Rücken darüber. Damit dein Kopf bequem

 **Babsis Tip:** Wenn du dich unsicher auf dem Ball fühlst, dann laß dich von deinem Übungspartner ein wenig am Becken festhalten.

**Sollte dir beim Fitball-Brückenbogen der Rücken weh tun, rolle einfach mit dem Po ein Stück weiter auf deine Füße zu.**

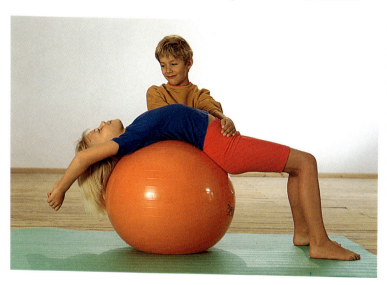

**PRAXIS 50**

## Dehnen: Mach dich lang und streck dich

### Schulter- und Brustmuskeln

#### Langmachen

- 4–14 Jahre
- Einzelübung
- 30–45 Sekunden

▶ Knie dich vor deinen Fitball auf den Boden, und lege die Unterarme bis zum Ellbogen und die Hände auf den Ball. Halte etwas Abstand zwischen dir und dem Ball, und laß dein Brustbein zum Boden durchhängen. Du solltest jetzt ein Ziehen in deinen Schulter- und Brustmuskeln im Bereich der Achseln spüren.

#### Variante

- 7–14 Jahre

▶ Knie dich wie eben vor den Fitball, lege die Unterarme bis zum Ellbogen darauf und rolle ihn vor und zurück. Deine Arme bleiben dabei auf dem Ball liegen. Rollst du mit dem Ball nach hinten, machst du einen Katzenbuckel. Rollst du nach vorn, streckst du deine Wirbelsäule und Arme.

*Mache abwechselnd einen »Katzenbuckel« und einen geraden »Pferderücken«.*

*Schaue während des Langmachens nach unten auf den Boden, damit du den Nacken nicht überstreckst.*

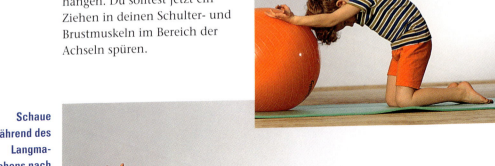

## PRAXIS
### Leistenmuskeln

## Rückenmuskeln

### Kuschelball

- 4–14 Jahre
- Einzelübung
- 1/2–1 Minute

▶ Lege dich mit dem Bauch über den Fitball, und lasse dabei deine Arme und Beine herunterhängen. Du kannst den Fitball auch wie ein Kuscheltier umarmen und dich auf ihm hin und her wiegen.

## Leistenmuskeln

### Gegen die Wand

- 7–14 Jahre
- Einzelübung
- 30–45 Sekunden
- für jedes Bein

▶ Lege deinen Fitball etwa 20 cm von der Wand entfernt ab. Dann stelle ein Bein neben den Ball und beuge leicht das Knie. Das andere Bein legst du mit Leiste und Oberschenkel auf den Fitball ab und streckst es. Deine Fußspitze steht auf dem Boden, so bekommst du genügend Halt und rutschst nicht weg. Damit du besser dehnen kannst und stabiler stehst, stütze deine Hände an der Wand ab.

**!  Übrigens:** Bei dieser Übung dehnst du nicht nur deine Leistenmuskeln, sondern auch deine Arm- und Brustmuskeln mit.

Laß deine Haltung bei dieser Übung besser von einem Übungspartner korrigieren

Strecke die Leiste des gedehnten Beines ganz fest nach vorne zur Wand hin.

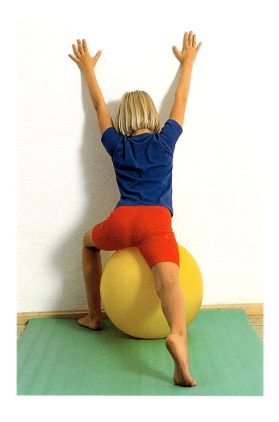

## PRAXIS

### Dehnen: Mach dich lang und streck dich

# Beinmuskeln

## Das Brustbein im Türrahmen

- 7–14 Jahre
- Einzelübung
- 30–45 Sekunden für jedes Bein

Achte darauf, daß dein gedehntes Bein und der Rücken eine Linie bilden.

▶ Stell dich in Schrittstellung mit den Armen nach oben in einen Türrahmen. Wenn du zuerst dein rechtes Bein dehnen willst, dann stelle es so weit nach hinten, daß die Ferse gerade noch den Boden berührt und du ein Ziehen in deiner Wade verspürst. Mit den Armen stützt du dich links und rechts am Türrahmen ab.

▶ Darauf solltest du achten:

● Dehnst du dein rechtes Bein, sollte die rechte Fußspitze leicht nach außen zeigen, wie der große Uhrzeiger bei 5 nach 12 Uhr.
● Die rechte Kniespitze sollte über deinen rechten Fuß schauen.
● Weil deine rechte Leiste beim Dehnen gern nach hinten ausweichen will, versuche sie nach vorn gestreckt zu halten.
● Drücke dein Brustbein nach vorn zum Türrahmen hoch, ohne daß die Arme den Kontakt zum Rahmen verlieren.
● Dehne anschließend das linke Bein.

❗ **Übrigens:** Nicht nur deine Wadenmuskeln, sondern auch deine Arm- und Brustmuskeln werden bei dieser Übung mitgedehnt.

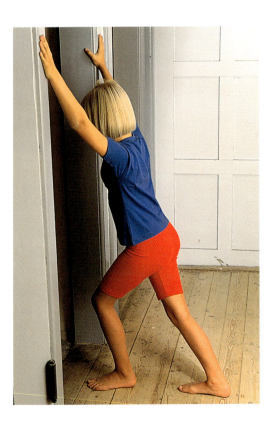

# PRAXIS
## Beinmuskeln 53

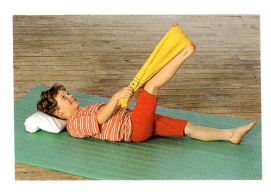

*So sieht die Ausgangsstellung aus – jetzt ziehe das Bein an deinen Körper heran.*

## Bein strecken

- 4–14 Jahre
- Einzelübung
- 30–45 Sekunden für jedes Bein

▶ Du brauchst jetzt ein Handtuch. Mach es dir mit einem Kissen unter dem Kopf in Rückenlage gemütlich und schlinge das Handtuch um deinen Fuß. Fasse es an beiden Enden und ziehe damit dein Bein etwas an dich heran, während du das Bein gleichzeitig so gut es geht streckst. Wenn du an der Rückseite deines Oberschenkels ein deutliches Ziehen verspürst, dann hast du dein Bein ausreichend gestreckt.

**! Übrigens:** Mit dieser Übung dehnst du deine hinteren Oberschenkelmuskeln.

## *Ferse ziehen*

- 4–14 Jahre
- Einzelübung
- 30–45 Sekunden für jedes Bein

▶ Du brauchst für die Übung ein Handtuch. Lege dich in Bauchlage auf eine Matte. Das Knie des linken Beines legst du auf ein zusammengefaltetes Handtuch oder dünnes Kissen. Mit dem Handtuch umschlingst du deinen Fuß in Höhe der Knöchel, so daß du mit beiden Enden des Handtuchs deine Ferse ganz dicht an deinen Po heranziehen kannst. Achte darauf, daß dein Becken nicht vom Boden abhebt. Dein rechtes Bein bleibt ausgestreckt liegen. Dann das rechte Bein dehnen.

**! Übrigens:** Bei dieser Übung sind deine vorderen Oberschenkelmuskeln an der Reihe.

**Ist dir die Dehnung so nicht stark genug, dann lege noch ein weiteres Kissen unter dein Knie.**

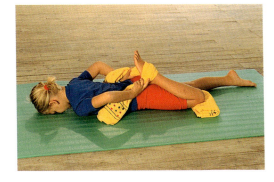

## PRAXIS

### Dehnen: Mach dich lang und streck dich

### *Fußsohlen-Treffen*

- 4–14 Jahre
- Einzelübung
- 30–45 Sekunden
- 2 mal

▶ Setze dich mit dem Rücken nah an die Wand. Zwischen Rücken und Wand legst du in Höhe deiner Lendenwirbelsäule ein Lendenkissen oder ein zusammengerolltes Handtuch. Ziehe jetzt deine Beine an, so daß sich die Fußsohlen berühren können und die Knie nach außen zeigen. Zum Dehnen drückst du jetzt mit beiden Händen auf die Innenseiten deiner Knie. Du solltest dabei die Beine soweit auseinander spreizen, bis du ein Ziehen an den Oberschenkelinnenseiten oder in der Leiste verspürst.

**! Übrigens:** Bei dieser Übung dehnst du deine inneren kurzen Oberschenkelmuskeln.

### *Becken drücken*

- 7–14 Jahre
- Einzelübung
- 30–45 Sekunden für jedes Bein

▶ Stelle dich mit etwas Abstand links neben einen Hocker oder Stuhl. Nun lege dein rechtes Bein mit der Fußinnenseite auf die Sitzfläche und strecke es. Dein linkes Bein ist leicht gebeugt, und das Knie zeigt über die Fußspitze. Nun drücke mit der rechten Hand dein Becken nach links. Wahrscheinlich spürst du jetzt schon ein Ziehen an der Innenseite deines rechten Oberschenkels. Du kannst das Dehnen noch verstärken, indem du deinen Oberkörper zusätzlich etwas nach rechts neigst. Anschließend dehnst du dein linkes Bein.

**! Übrigens:** Bei dieser Übung dehnst du deine inneren langen Oberschenkelmuskeln.

*Dein Rücken ist beim Fußsohlen-Treffen ganz entspannt.*

*Achte darauf, daß du richtig stehst, bevor du loslegst*

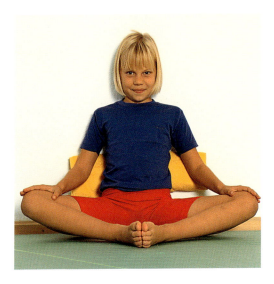

# Gleichgewicht und Koordination trainieren

## Mit Luftballons

### Der Luftballonartist

- 4–14 Jahre
- Einzelübung
- nach Belieben

▶ Stell dir vor, du bist ein Artist: Versuche den Luftballon in der Luft zu halten, ohne daß er auf den Boden fällt. Stoße ihn erst mit den Händen, dann mit den Ellenbogen nach oben. Schwerer wird es, ihn nur mit dem Kopf, einem Finger, dem Knie oder dem Fuß zu stoßen.

Du kannst den Luftballon sogar mit den Schultern nach oben pritschen.

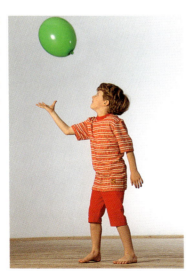

Schaue beim Hüpfen zwischendurch immer wieder nach unten, damit du deine Halswirbelsäule entlastest.

### Variante

- 7–14 Jahre

▶ Besonders viel Spaß macht es, wenn du auf einer Matratze hüpfst und dabei den Luftballon jonglierst.

 **Willis Tip:** Wenn du noch zu unsicher auf der Matratze bist, dann hüpfe mit dem Luftballon erst ein paarmal auf dem Boden. Wenn du es schaffst, ein bißchen länger zu hüpfen, ist das auch gut für deine Ausdauer.

# PRAXIS

## Gleichgewicht und Koordination trainieren

**Leichter geht die Übung, wenn dein Übungspartner etwa die gleiche Größe hat wie du.**

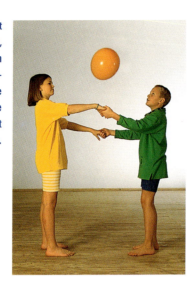

### Pritsch mit mir

- 7–14 Jahre
- Partner- oder Gruppenübung
- nach Belieben

▶ Stellt euch zu zweit einander gegenüber. Gebt euch die Hände und versucht nun den Luftballon, ohne euch loszulassen, nach oben zu pritschen (zu stoßen). Ihr könnt dabei die Hände, Arme, den Kopf, aber auch die Beine und Füße benutzen. Bewegt euch durch den Raum und verliert den Ballon nicht aus den Augen. Versucht, ihn möglichst lange in der Luft zu halten.

### Gleichgewicht halten

- 7–14 Jahre
- Partner- oder Gruppenübung
- nach Belieben

▶ Stellt euch einander gegenüber oder im Kreis auf. Jeder von euch steht auf einem Sofakissen. Auf diesem unsicheren Untergrund pritscht euch gegenseitig einen Luftballon zu.

 **Babsis Tip:** Stellt euch dichter zusammen, wenn's zu schwer wird!

### Luftballonanhänger

- 4–14 Jahre
- Gruppenübung
- nach Belieben

▶ Stellt euch dicht hintereinander auf. Das vordere Kind ist die Lokomotive, die hinteren Kinder sind die Anhänger. Klemmt immer einen Luftballon als Verbindungsstück zwischen euren Bauch und Rücken ein. Das vordere Kind hält seinen Luftballon fest in den Händen. Nun setzt mit kleinen Schritten die Eisenbahn in Bewegung. Später könnt ihr das Tempo steigern und die Richtung wechseln.

**Wenn ihr euch sicher fühlt, steigert das Tempo**

PRAXIS
Mit dem Fitball  57

## Variante

🏐 7–14 Jahre

▶ Stellt euch wieder als Eisenbahn auf. Das vordere Kind hält seinen Luftballon aber nicht mehr fest, sondern versucht den Luftballon vorsichtig nach oben zu pritschen. Die Anhänger müssen alle Bewegungen mitmachen, sonst verliert Ihr den Ballon.

**Schaue bei dieser Variante auch immer wieder nach unten, damit sich dein Nacken entspannt.**

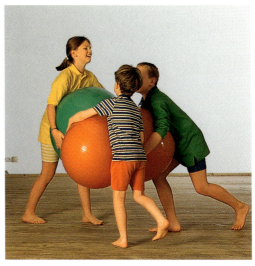

# Mit dem Fitball

## Fitball-Laufrallye

🏐 7–14 Jahre
👥 Gruppenübung
⏱ nach Belieben

▶ Einer von euch ruft in beliebiger Reihenfolge »eins«, »zwei« oder »drei«. Bei jedem Ruf sollt ihr die Übung wechseln:
● bei eins den Fitball neben euch herrollen,
● bei zwei den Ball vor den Bauch halten und mit anderen Kindern vorsichtig zusammenstoßen,
● bei drei den Fitball wie ein Fußballer mit den Füßen durch den Raum führen.

**Wenn einer von euch »zwei« gerufen hat, dann stoßt mit den Bällen zusammen.**

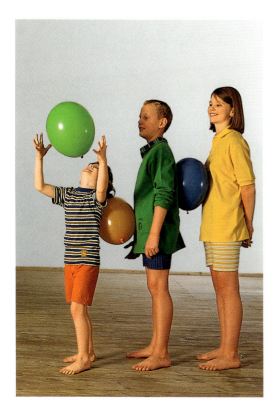

# Gleichgewicht und Koordination trainieren

## *Luftballon zupritschen*

- 4–14 Jahre
- Partnerübung
- nach Belieben

▶ Setzt euch so auf eure Fitbälle, daß ihr euch anschauen könnt. Haltet dabei einen Abstand von 1 bis 2 m. Jetzt könnt ihr euch den Luftballon mit den Händen zupritschen. Verliert aber nicht das Gleichgewicht!

*Während ihr euch den Luftballon zupritscht, könnt ihr auf dem Ball federn.*

## *Variante*

- 7–14 Jahre

▶ Wenn ihr zusätzlich ein Bein über das andere schlagt, wird es noch schwieriger, das Gleichgewicht zu halten.

## Mit dem Reissäckchen

### *Reissäckchenlaufen*

- 4–14 Jahre
- Partner- oder Gruppenübung
- etwa 5 Minuten
- schnelle (Lieblings-) Lieder

▶ Sucht euch eine peppige Musik aus. Dann legt sich jeder Mitspieler ein Reissäckchen auf die Rückseite seiner linken oder rechten Hand. Wenn einer von euch dann die Musik anschaltet, sollen alle durch den Raum laufen, ohne das Reissäckchen zu verlieren. Versucht dabei so schnell wie möglich zu rennen, ohne aber einen Mitspieler anzustoßen. Habt ihr das so eine Weile geübt, dann könnt ihr euer Reissäckchen auch auf eine Schulter oder den Kopf legen und so durch den Raum laufen.

*Das Spiel macht im Freien auf einer Wiese noch mehr Spaß*

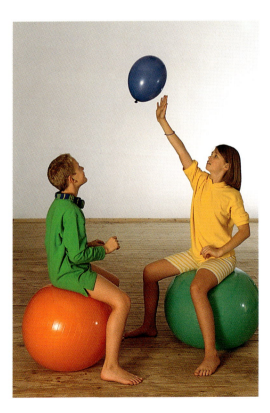

# Mit dem Reissäckchen

## Der richtige Stand

Für einige der folgenden Übungen mit dem Reissäckchen ist ein sicherer und rückenfreundlicher Stand wichtig.

### Auf den Füßen ruht die Haltung

Stell dich am besten barfuß auf den Boden. Deine Füße stehen etwa so breit auseinander, wie deine Hüften sind. Die Füße schauen leicht nach außen. Der linke Fuß wie der große Uhrzeiger bei 5 vor 12 Uhr, der rechte Fuß wie der große Uhrzeiger bei 5 nach 12 Uhr.

**Bevor du mit dem Reissäckchen trainierst, solltest du erst richtiges Stehen üben**

### Auf die Beine und Knie achten

Deine Knie stehen in einer Linie zu den Füßen und sind leicht gebeugt. Achte darauf, daß sie nicht nach innen zeigen, sonst stehst du wie ein X da.

### Becken, Oberkörper, Hals und Kopf einordnen

Dein Becken, dein Oberkörper, dein Hals und dein Kopf sollen in einer Linie über deinen Füßen stehen. Stell dir dazu vor, daß an deinem Kopf ein Fädchen befestigt ist. An diesem Faden zieht dich jemand wie eine Marionette in die Länge. Jetzt stell dir vor, daß an deiner Brust eine Goldmedaille hängt. Du willst sie stolz präsentieren und hebst dazu deinen Brustkorb nach vorne und oben. Wenn du dir dieses Bild einprägst, wird es dir sicherlich besser gelingen, aufrecht und rückenfreundlich zu stehen.

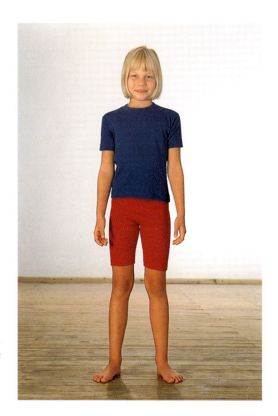

**Wenn du einmal länger stehen mußt, verlagere dein Gewicht von einem Bein auf das andere.**

## PRAXIS

## Gleichgewicht und Koordination trainieren

**Schwerer wird die Übung, wenn du dich dabei auf ein Sofakissen stellst.**

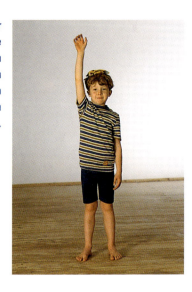

*Variante*

⏱ 10 Sekunden pro Bein

▶ Lege ein Reissäckchen auf deinen Kopf. Stelle dich auf ein Bein, und ziehe den Oberschenkel des anderen Beins so weit an den Bauch heran, daß du ein zweites Säckchen gut auf den Oberschenkel ablegen kannst. Versuche es nach 10 Sekunden mit dem anderen Bein.

**Mit dieser Variante kräftigst du gleichzeitig deine Beinmuskeln.**

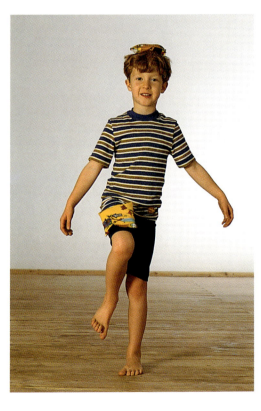

## *Reissäckchen auf dem Kopf*

- 4–14 Jahre
- Einzelübung
- nach Belieben

▶ Lege das Reissäckchen auf deinen Kopf und paß auf, daß es nicht herunterfällt. Wenn es schwieriger werden soll, kannst du abwechselnd einen Arm heben oder auch einmal versuchen, auf nur einem Bein zu stehen.

 **Babsis Tip:** Für diese Übung und die Variante ist es wichtig, daß du gerade stehst. Bitte lies auf Seite 59 nach, wie du das richtig machst!

# Haltung trainieren, den Körper spüren

## Mit dem Fitball

### Gesund sitzen

**So sitzt du auf dem Fitball richtig**

Damit du die folgenden Übungen richtig machst, hier vier Regeln, wie du richtig auf dem Fitball sitzt:

1. Deine Oberschenkel müssen immer leicht nach unten zum Boden zeigen, die Füße sicher auf dem Boden stehen können.

2. Spreize deine Beine so, daß Knie und Füße nach außen zeigen. Die Knie zeigen dabei in der gleichen Linie wie die Füße nach außen.

3. Kippe dein Becken nach vorne in Richtung Oberschenkel und richte deine Wirbelsäule auf.

4. Strecke wie ein stolzer Indianer dein Brustbein nach vorne und oben heraus. Wenn du jetzt noch einen langen Hals machst, wie eine Marionette, die mit einem Faden am Kopf gezogen wird, dann hast du auf deinem Fitball einen tollen Sitz.

### Becken rollen

- 4–14 Jahre
- Einzelübung
- nach Belieben

▶ Setze dich auf den Fitball, überkreuze die Arme vor der Brust und fasse mit den Händen an die Schultern. Jetzt schiebe dein Brustbein nach vorn und leicht nach oben. Während dein Oberkörper ruhig bleibt, rollst du mit deinem Becken vor und zurück.

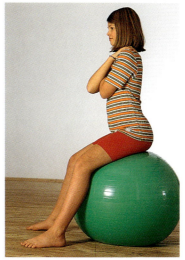

**Während du vor- und zurückrollst, wird deine Lende abwechselnd hohl und rund.**

# Haltung trainieren, den Körper spüren

## *Indianerübung*

- 4–14 Jahre
- Einzelübung
- nach Belieben

▶ Den aufrechten Sitz auf dem Fitball hast du auf Seite 61 kennengelernt. Klopfe ein paarmal, wie ein stolzer Indianer, auf dein Brustbein. Strecke es nach vorne und oben heraus. Dann stelle dir vor, dein Ball sei ein Pferd: Federe auf dem Ball auf und ab, ohne daß du den Rücken rund machst. Dein Po hebt dabei immer leicht aus dem »Sattel« (vom Ball) ab.

**Für diese Übung brauchst du ein bißchen Phantasie**

## *Variante*

- 7–14 Jahre

▶ Wenn du dich auf dem Ball ganz sicher fühlst, kannst du auch während du »reitest« abwechselnd einen Arm nach oben heben oder beide Arme gleichzeitig nach oben schwingen. Als nächstes kannst du den rechten Arm und das linke Bein und dann den linken Arm und das rechte Bein abwechselnd anheben.

## *Variante*

- 7–14 Jahre

▶ Ein Lasso (Seil) über dem Kopf oder seitlich zu schwingen und gleichzeitig aus dem »Sattel« (vom Ball) zu federn, macht besonders viel Spaß. Deine gute Haltung soll jedoch nicht darunter leiden. Du kannst auch mit deinem Lasso auf einen Gegenstand zielen.

**Willis Tip:** Halte bei allen Übungen auf dem Ball, egal ob du Arme und Beine hebst oder das Seil schwingst, den Rücken gerade.

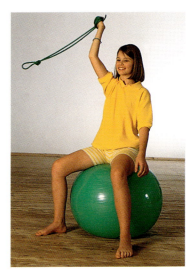

**Wechsle, während du das Lasso schwingst, öfter das Tempo.**

# Mit dem Reissäckchen

## Vierfüßlerstand

- 4–14 Jahre
- Einzelübung
- 10 bis 15 Sekunden

▶ Stell dir vor, du seist ein Tier, das auf seinem Rücken ein kleines Tierbaby trägt. Knie dich hin und stütze dich auf deine Hände. Die Hände befinden sich direkt unter deinen Schultergelenken, die Fingerspitzen zeigen nach vorn und leicht nach außen. Die Ellbogen sind leicht angebeugt. Deine Knie stehen unter deinen Hüftgelenken. Dein Reissäckchen liegt auf deiner Lendenwirbelsäule. Dein Kopf, Hals und Rücken sollen eine Linie bilden. Jetzt kannst du mit deinem Reissäckchen spielen, indem du die Lende ein wenig rund und anschließend wieder leicht hohl machst. Die Ellbogen bleiben dabei leicht angebeugt. Paß gut auf, daß dein Baby (Reissäckchen) nicht herunterfällt.

**Zuerst machst du einen runden Rücken ...**

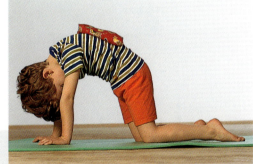

**... dann hältst du ihn gerade. Die Ellbogen bleiben beide Male leicht gebeugt.**

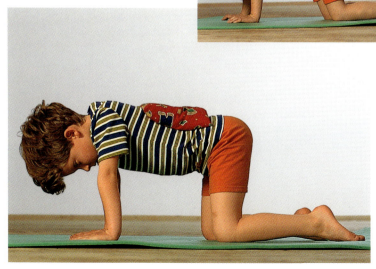

**PRAXIS 64**

# Die Muskeln kräftigen

## Bauchmuskeln

### Luftballon-Bauchhalte

- 4–14 Jahre
- Einzelübung
- 4–6 Jahre: 5–7 Sekunden
  7–11 Jahre: 7–10 Sekunden
  12–14 Jahre: 7–12 Sekunden

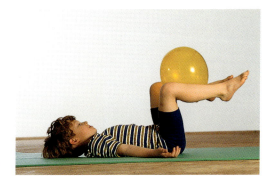

▶ Lege dich auf den Rücken und ziehe die Beine an. Die Füße stehen auf den Fersen. Hebe deinen Ballon in Richtung Knie. Dabei hebe auch den Kopf. Paß auf, daß dein Hals lang bleibt, ohne zu sehr abzuknicken. Die Schulterblätter dürfen sich dabei vom Boden lösen. Halte so den Ballon, ohne deine Beine dabei zu berühren.

**Wenn du die Schultern noch weiter abhebst, wird die Übung schwieriger.**

### Luftballon-Stufe

- 4–14 Jahre
- Einzelübung
- 7–10 Sekunden

▶ Halte deine Beine wie eine Stufe abgewinkelt in der Luft. Auf die Unterschenkel legst du deinen Luftballon. Die Arme und dein Kopf liegen entspannt auf dem Boden. Passe gut auf, daß dir der Luftballon nicht herunterfällt, während du in dieser Stellung bleibst. Wenn du den Kopf nun noch ein wenig abhebst (Blick zur Decke!), wird die Übung noch etwas schwerer.

**Du kannst den Luftballon auch leicht zwischen die Beine klemmen.**

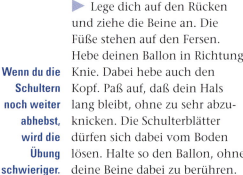

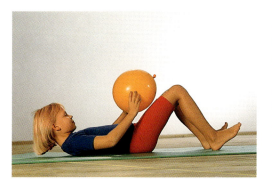

# Bauchmuskeln

**PRAXIS 65**

## Die Luftballonkerze

- 4–14 Jahre
- Einzelübung
- 4–6 Jahre: 5–7 Sekunden
  7–11 Jahre: 7–10 Sekunden
  12–14 Jahre: 7–12 Sekunden
- 3–5mal

▶ Lege dich auf den Rücken und klemme einen Luftballon zwischen deine Füße. Nun beuge erst die Beine an, dann strecke sie nach oben aus. Kopf und Arme bleiben auf dem Boden liegen. Halte diese Stellung, bevor du die Beine mit angebeugten Knien wieder nach unten nimmst. Deine Lendenwirbelsäule darf während der Übung den Bodenkontakt nicht verlieren.

Wenn du – wie hier gezeigt – den Kopf zusätzlich etwas vom Boden abhebst, wird die Übung schwerer.

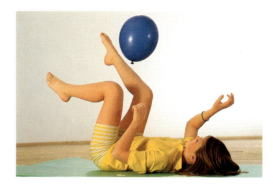

## Luftballon-Zappelkäfer

- 7–14 Jahre
- Einzelübung
- 10–15 Sekunden
- 3–5mal

▶ Wie ein auf den Rücken gefallener Käfer zappelst du bei dieser Übung mit den Armen und Beinen. Lege dich auf den Rücken, und stoße mit Händen und Füßen den Luftballon leicht in die Luft. So versuche ihn oben zu halten. Dabei sollen Arme und Beine den Boden nicht berühren. Auch den Kopf legst du nicht auf den Boden ab, sondern hältst ihn frei.

Den Zappelkäfer kannst du auch als Gruppenübung mit vielen Luftballons machen.

**!** **Übrigens:** Bei dieser Übung kräftigst du nicht nur die Bauchmuskeln, sondern auch die vorderen Halsmuskeln mit.

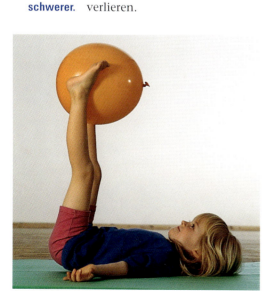

# Die Muskeln kräftigen

## *Luftballon nehmen und geben*

- 7–14 Jahre
- Partnerübung
- 7–11 Jahre: 2–3mal
  12–14 Jahre: 3–5mal

▶ Legt euch mit einem Luftballon so gegenüber auf den Rücken, daß sich eure Fußsohlen berühren können. Dann nimmt dein Übungspartner den Ballon zwischen die Füße und versucht, ihn dir zu übergeben. Rückt dabei, falls nötig, noch ein Stück näher zusammen. Wenn du deinem Partner den Luftballon abgenommen hast, ziehst du kurz die Beine etwas näher an den Bauch heran. Dann gibst du den Ballon wieder an deinen Partner ab. Auch er zieht jetzt die Beine kurz an. Versucht beim Geben und Übernehmen des Luftballons, nie den Boden zu berühren. Macht eine kurze Pause, bevor ihr die Übung wiederholt.

 **Babsis Tip:** Damit ihr bei der Bauchmuskelübung kein Hohlkreuz macht, solltet ihr die Beine möglichst dicht am Bauch halten und den Rücken (die Lendenwirbelsäule) in den Boden drücken.

**Versucht die ganze Zeit über, die Beine in der Luft zu halten**

Da ihr während der Übung den Kopf anheben müßt, kräftigt ihr zusätzlich die vorderen Nackenmuskeln.

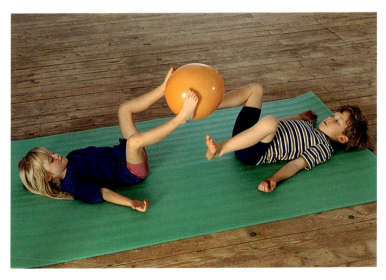

# PRAXIS
## Bauchmuskeln
67

Mit dieser Wickeltechnik verkrampfen sich deine Hände beim Dehnen nicht.

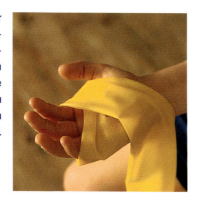

## Vorweg: Das Gummiband richtig wickeln

Für die Übungen mit dem Band mußt du zuerst wissen, wie man es um die Hand wickelt:

- Öffne die linke Hand, so daß die Handinnenfläche nach oben und der Daumen nach außen zeigt.
- Lege das Gummiband so zwischen Daumen und Zeigefinger, daß das Ende nach außen zeigt.
- Dann wickelst du das Gummiband einmal um die Hand und schräg über das abgelegte Gummiende herüber.
- An der anderen Hand machst du es genauso.

 **Willis Tip:** Laß dir beim ersten Mal von jemandem beim Wickeln helfen, bis du es allein kannst.

## Band spannen – Stufe halten

- 7–14 Jahre
- Einzelübung
- 7–11 Jahre: 7–10 Sekunden
  12–14 Jahre: 7–12 Sekunden
- 3mal

▶ Du liegst auf dem Rücken und hältst die Beine angewinkelt wie eine Stufe, ohne daß der Rücken dabei hohl wird. Der Fitball liegt auf deinen Unterschenkeln. Spanne jetzt mit den Händen dein Gummiband auseinander. Die Arme bleiben in den Ellbogengelenken leicht angebeugt, und du spannst das Band schräg in Richtung deines linken Oberschenkels. Dabei hebst du deinen Kopf und die Schulterblätter etwa 2 bis 3 cm vom Boden ab. Nach kurzer Pause hebst du das Band schräg nach rechts.

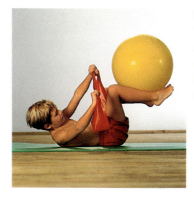

Bei dieser Übung kräftigst du die schrägen Bauchmuskeln.

# Die Muskeln kräftigen

## Rückenmuskeln

### Grundspannung in der Bauchlage

Für einige Rückenmuskelübungen in Bauchlage brauchst du eine gute Grundspannung. Wenn du den Test gemacht hast, kennst du sie schon, aber eine Wiederholung schadet nicht. Also, bevor du als nächstes deine Rückenmuskeln trainierst, mußt du erst die Grundspannung in Bauchlage beherrschen.

▶ Lege dich gerade und platt auf den Bauch auf eine Matte. Ziehe dann die Füße an und stelle sie mit den Zehenspitzen am Boden auf. Deine Knie behalten dabei Bodenkontakt. Jetzt spanne deine Pobacken fest an und drücke dein Brustbein in die Unterlage. Hebe deinen Kopf 1 bis 2 cm vom Boden ab, die Nasenspitze zeigt dabei nach unten zum Boden. Dann lege deine Hände mit den Handinnenflächen nach unten neben deinem Körper ab.

**Willis Tip**: Laß dir von einem Partner einen Stab auf den Rücken legen. Er soll dabei deinen Hinterkopf und deinen Po berühren. Er fällt herunter, wenn du den Kopf zu weit hebst und deinen Nacken dabei überstreckst.

**Übe erst die Grundspannung, bevor du weitertrainierst**

**Schwieriger wird die Grundspannung, wenn du die Arme mit abhebst.**

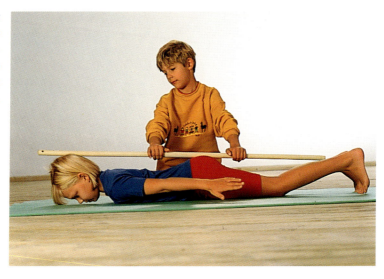

## Rückenmuskeln

**PRAXIS 69**

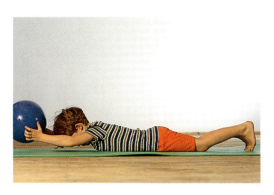

### Streck dich über dem Stuhl

- 7–14 Jahre
- Partnerübung
- 7–11 Jahre: 7–10 Sekunden
  12–14 Jahre: 7–12 Sekunden
- 3–5mal

▶ Für diese Übung brauchst du einen Stuhl mit Kissen. Lege dich mit dem Bauch auf den Stuhl. Wenn du einen kleinen Stuhl benutzt, kannst du dich gut mit den Händen am Boden abstützen. Hast du nur einen etwas höheren Stuhl zur Verfügung, dann halte dich an den Stuhlbeinen fest. Deine Mutter oder dein Übungspartner reicht dir einen Luftballon, den du zwischen deinen Füssen einklemmst. Nun hebe deine Beine gestreckt an. Beine und Rücken sollen dabei eine gerade Linie bilden.

**Statt des Luftballons kannst du auch ein gespanntes Gummiband hochhalten.**

### Streck dich mit dem Luftballon

- 4–14 Jahre
- Einzelübung
- 4–6 Jahre: 5–7 Sekunden
  7–11 Jahre: 7–10 Sekunden
  12–14 Jahre: 7–12 Sekunden
- 3–5mal

▶ Lege dich mit deinem Luftballon auf eine Decke. Wie auf Seite 68 erklärt, baust du eine Bauchlagen-Grundspannung auf. Dann nimm deinen Luftballon in beide Hände und hebe ihn vor deinem Kopf ab. Dein Blick bleibt nach unten auf den Boden gerichtet, die Ellbogen sind leicht gebeugt. Halte den Luftballon so, daß deine Arme dabei den Boden nicht berühren. Achte darauf, daß dein Brustbein sich nicht vom Boden löst!

**Wenn du die Knie dabei anwinkelst, kannst du auch deine Pomuskeln mitkräftigen.**

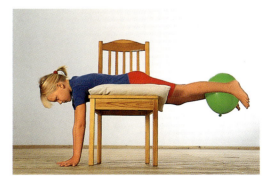

**PRAXIS 70**

# Die Muskeln kräftigen

## Flieger auf dem Fitball

- 4–14 Jahre
- Einzel- oder Partnerübung
- 4–6 Jahre: 5–7 Sekunden
  7–11 Jahre: 7–10 Sekunden
  12–14 Jahre: 7–12 Sekunden
- 3–5mal

▶ Diese Übung solltest du barfuß ausführen. Lege dich mit dem Bauch über den Fitball. Strecke deine Beine und stelle deine Fußspitzen auf dem Boden auf. Jetzt kannst du den Oberkörper abheben und den Rücken strecken. Spanne dabei die »Flügel« und strecke die Arme weit nach außen. Versuche den Kopf, Hals und Oberkörper in einer Linie zu den Beinen zu halten.

**Babsis Tip**: Wenn du dich unsicher fühlst, stütze dich mit den Füßen an einer Wand ab, oder laß dich von einem Übungspartner an den Hüften festhalten.

## Variante

▶ Lege dich wieder mit dem Bauch über den Fitball und stütze dich mit den Fußballen am Boden ab. Jetzt nimm die Fingerspitzen an die Schläfen, und bewege die angewinkelten Ellbogen wie die Flügel eines Vogels nach oben und unten.

**Die Arme sollen so weit wie möglich nach außen gestreckt werden.**

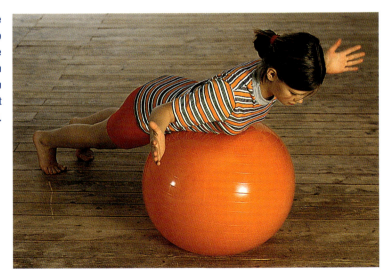

## Rückenmuskeln

### Flieger beim Landen

- 7–14 Jahre
- Einzelübung
- 7–11 Jahre: 7–10 Sekunden
  12–14 Jahre: 7–12 Sekunden
- 3 mal

▶ Lege dich mit dem Bauch über den Fitball. Der Flieger soll zur Landung ansetzen. Dafür müssen erst die Räder ausgefahren werden, das heißt, du mußt dich mit deinen Händen auf dem Boden abstützen. Spanne Oberkörper, Po und Beine ganz fest an, und halte die Beine schräg nach oben gestreckt. Dein Blick ist nach unten auf den Boden gerichtet. Kopf, Hals und Oberkörper bilden eine Linie mit den Beinen.

**Halte bei dieser Übung deinen Rücken gerade und überstrecke ihn nicht.**

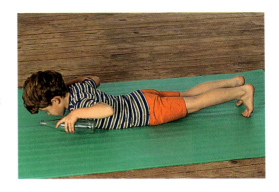

### Das W mit Gewichten

- 4–14 Jahre
- Einzelübung
- 4–6 Jahre: 5–7 Sekunden
  7–11 Jahre: 7–10 Sekunden
  12–14 Jahre: 7–12 Sekunden
- 3–5mal

▶ Wie auf Seite 68 beschrieben baust du zuerst wieder eine gute Grundspannung in Bauchlage auf. Dann hebe mit angewinkelten Ellbogen zwei Flaschen etwa 5 cm vom Boden ab. Deine Arme und dein Körper bilden dabei ein großes W. Die Daumen zeigen nach oben. Spanne jetzt deine Schultern ganz fest in Richtung Wirbelsäule und nach unten zum Po hin an.

**Deine Arme mußt du angewinkelt nach oben und dein Brustbein gleichzeitig nach unten drücken.**

❗ **Übrigens:** Bei beiden Übungen kräftigst du nicht nur die Rückenmuskeln, sondern gleichzeitig auch deine Schulter- und Armmuskeln.

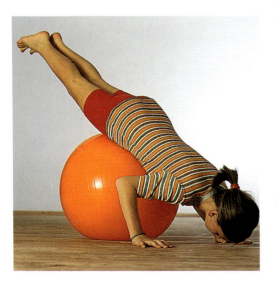

# PRAXIS

## Die Muskeln kräftigen

## Armmuskeln

### Das X mit Gewichten

- 4–14 Jahre
- Einzelübung
- für jede Körperseite:
  4–6 Jahre: 5–7 Sekunden
  7–11 Jahre: 7–10 Sekunden
  12–14 Jahre: 7–12 Sekunden

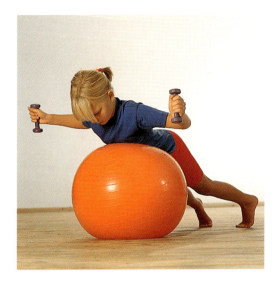

▶ Hebst du den rechten Arm und das linke Bein und dann den linken Arm und das rechte Bein, so bilden die beiden Schrägen ein X. Du beginnst wieder mit der Bauchlagen-Grundspannung (Seite 68). Nun hebst du gleichzeitig den rechten, leicht angewinkelten Arm mit deiner Sprudelflasche oder Hantel und das linke Bein ab. Du darfst dabei das Becken nicht vom Boden lösen. Halte die Spannung und übe dann mit der anderen Körperschräge.

**Wenn die Übung schwerer werden soll, lege ein Reissäckchen auf dein abgehobenes Bein.**

### Variante

- 7–14 Jahre

▶ Lege dich statt auf den Boden mit dem Bauch über den Fitball. Deine Beine sind gestreckt, und deine Füße stehen auf den Fußspitzen. Nimm zwei Sprudelflaschen oder Hanteln in die Hände. Winkle deine Arme an und spanne sie zu einem großen W. Die Daumen zeigen dabei nach oben.

**!** **Übrigens:** Bei beiden Übungen kräftigst du nicht nur die Armmuskeln, sondern auch die Schulter-, Rücken- und Beinmuskeln.

**Spanne deine Schulterblätter fest zur Wirbelsäule hin an.**

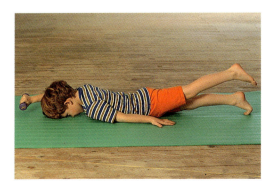

# Rumpfmuskeln

## Reissäckchen heben

- 7–14 Jahre
- Einzelübung
- für jede Körperseite:
  7–11 Jahre: 7–10 Sekunden
  12–14 Jahre: 7–12 Sekunden
- 3mal je Seite

▶ Den Vierfüßlerstand hast du schon auf Seite 62 kennengelernt. Für diese Übung brauchst du zwei Reissäckchen. Lege eines auf deinen Rücken im Bereich der Lendenwirbelsäule. Sie ist dabei ganz leicht hohl. Das zweite Säckchen lege auf deinen rechten Handrücken. Jetzt strecke in Verlängerung zu deinem Rücken den rechten Arm aus, und halte ihn mit dem Säckchen in der Luft. Schaue dabei auf den Boden. Dein Kopf, Hals und Rücken bilden eine Linie. Dann wiederhole die Übung mit dem linken Arm.

*Achte darauf, daß Kopf, Hals und Rücken eine Linie bilden.*

## U-spannen

- 4–14 Jahre
- Einzelübung
- 4–11 Jahre: 6–8 Sekunden
  12–14 Jahre: 8–10 Sekunden
- 3mal

▶ Setze dich auf deinen Fitball und stelle dich mit den Fußballen auf das Band. Wickle die beiden Enden des Bandes um deine Hände (Seite 67). Jetzt strecke die Arme mit leicht gebeugten Ellbogen nach oben. Halte das Band zum U gespannt und bleibe dabei aufrecht sitzen.

*Paß auf, daß deine Schultern sich nicht nach oben heben.*

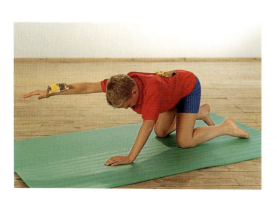

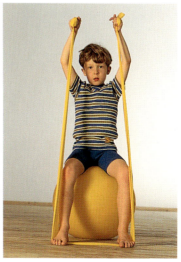

# PRAXIS

## Die Muskeln kräftigen

### Band kreuzen auf dem Fitball

- 7–14 Jahre
- Einzelübung
- 7–11 Jahre: 6–8 Sekunden
  12–14 Jahre: 8–10 Sekunden
- 3mal

*Schüttle deine Arme und Schultern zwischendurch aus, damit sie nicht verkrampfen.*

▶ Setze dich aufrecht auf den Fitball. Deine Fußspitzen stehen auf dem Gummiband. Das rechte Ende des Gummis wickelst du um die linke Hand, das linke Ende um die rechte Hand (Seite 67). Jetzt strecke deine Arme mit leicht gebeugten Ellbogen nach oben auseinander und spanne so vor deinem Körper ein X.

**Willis Tip:** Du solltest deine Hände beim Spannen nicht zu Fäusten ballen, sonst verkrampfen deine Muskeln!

## Beinmuskeln

### Die Fitball-Steige

- 4–14 Jahre
- Einzelübung
- 7–11 Jahre: 7–10 Sekunden
  12–14 Jahre: 7–12 Sekunden
- 3mal

▶ Lege dich auf den Rücken mit den Füßen auf dem Fitball. Jetzt hebe dein Becken vom Boden ab und strecke deine Leisten nach oben. Strecke gleichzeitig deine Knie durch, damit die richtige Schräge entsteht. Damit du stabil bleibst, spanne deine Schulterblätter zur Wirbelsäule hin an und drücke deine Hände in die Unterlage.

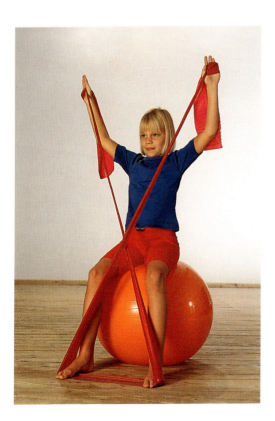

## PRAXIS
### Beinmuskeln
75

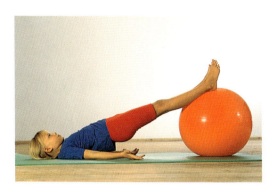

### Die Fitball-Brücke

- 4–14 Jahre
- Einzelübung
- 4–6 Jahre: 5–7 Sekunden
  7–11 Jahre: 7–10 Sekunden
  12–14 Jahre: 7–12 Sekunden
- 3mal

▶ Lege dich in Bauchlage über deinen Fitball und stütze dich mit den Händen am Boden ab. Krabble jetzt mit den Händen Stück für Stück nach vorn, bis nur noch die Füße und ein kleiner Teil deiner Unterschenkel auf dem Ball liegen. So hast du eine kleine Brücke gebaut, die aber nicht durchhängen soll! Krabble anschließend wieder in die Ausgangsposition zurück.

**Wie auf dem Bild gezeigt, mußt du dein Becken weit genug anheben.**

❗ **Übrigens:** Bei der Fitball-Steige (Bild oben) kräftigst du nicht nur die Beinmuskeln, sondern auch gleich deine Becken- und Rumpfmuskeln mit. Bei der Fitball-Brücke (Bild unten) sind neben den Beinmuskeln auch deine Schulter- und Rumpfmuskeln gefordert.

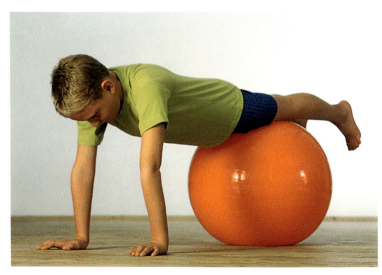

**Wenn die Fitball-Brücke noch schwieriger werden soll, dann krabble ein Stück weiter nach vorne.**

# Entspannen heißt Wohlfühlen

## Bevor du beginnst

Es gibt zwei verschiedene Arten der Entspannung. Wenn du ein Muskeltraining absolviert hast, solltest du danach einige Dehnübungen machen – das hast du schon auf Seite 39 erfahren. Anschließend solltest du zur Entspannung deinen Körper ausschütteln und lockern. Du wirst sehen: danach fühlst du dich wie neugeboren.

*Schüttle dich nach dem Krafttraining, und du wirst ganz locker*

Andere Entspannungsformen kannst du nutzen, wenn um dich herum alles hektisch ist oder du dich schlecht konzentrieren kannst. Es sind Übungen, die du im Liegen machst und die dich zur Ruhe kommen lassen. Denn dein Nervenkostüm in deinem Inneren hat einen Spieler und einen Gegenspieler. Gut ist es, wenn sich Spieler und Gegenspieler im Gleichgewicht befinden – dann fühlst du dich gesund und fit. Du bist nicht vergeßlich, und nichts kann dich so schnell auf die Palme bringen.

*Entspannung tut deinen Nerven gut*

## Schütteln und lockern

### Der Hund im Regen

🐾 4–14 Jahre
👯 Einzel- oder Gruppenübung
⏱ nach Belieben
🎵 schnelle (Lieblings-) Musik

▶ Schalte zuerst Musik an und stelle dich mit leicht geöffneten Füßen und leicht angebeugten Knien hin.Wie ein Hund, der aus dem Wasser kommt und sein Fell ausschüttelt, kannst du dich nun zur Musik bewegen und dabei alle wichtigen Gelenke lockern. Beginne mit den Händen, dann schüttle Hände und Arme und später Hände, Arme und Schultern. Anschließend kommen Becken, Bauch und die Hüften dran, und zuletzt Beine und Füße. Versuche zum Schluß einmal alle Gelenke zusammen auszuschütteln.

*Schüttle alle Glieder aus, das macht viel Spaß*

**PRAXIS**
### In Ruhe entspannen
**77**

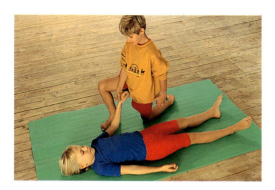

# In Ruhe entspannen

## Wann entspannen?

Ausruhen, entspannen und neue Kräfte sammeln kannst du zum Beispiel gut nach dem Mittagessen, wenn du vom Kindergarten oder aus der Schule zurück bist. Auch wenn du dich einmal beim Spielen richtig ausgetobt hast, braucht dein Körper neue Kräfte und freut sich darauf, zu entspannen.

**Nach Schule oder Kindergarten ist eine Entspannungsübung genau das richtige**

## Wo entspannen?

In einem ruhigen, leicht abgedunkelten Raum geht es am besten. Weil du dich während der Übungen wenig bewegst, sollte der Raum warm sein, damit du nicht frierst.

## Wie entspannen?

Am besten legst du dich auf den Rücken auf eine weiche Decke oder Matte. In Rückenlage können deine Atembewegungen besser fließen als in Bauchlage. Lege ein kleines Kissen unter deinen Kopf und unter die Knie ein zusammengerolltes Handtuch. Deine Kleidung darf dich nicht drücken.

**Mache es dir so bequem wie möglich dabei**

**Schüttle nicht zu hastig, dann kann dein Partnerkind besser entspannen.**

### Wackelpudding

- 4–14 Jahre
- Partnerübung
- nach Belieben

▶ Lege dich bequem auf eine Decke und schließe die Augen, denn so kannst du besser entspannen. Dein Übungspartner hebt nun erst deinen rechten, dann deinen linken Arm an und schüttelt ihn vorsichtig aus. Danach kommen die Beine an die Reihe. Zum Schluß werden Bauch und Becken hin und her gewackelt. Sie sollten aber nicht angehoben werden: Dein Partnerkind kniet sich neben dich und rüttelt erst den Bauch und dann das Becken nach links und rechts hin und her, so daß du locker wackelst wie ein Wackelpudding.

# Entspannen heißt Wohlfühlen

## Entspannen am Schreibtisch

Nicht immer hast du Gelegenheit, dich zum Entspannen auf den Rücken zu legen. Doch auch wenn du dich mit dem Oberkörper bequem über den Schreib- oder Schultisch legst, kommst du in eine entspannte Lage. Rutsche dazu mit deinem Po auf dem Stuhl nach hinten. Dann lege deine Unterarme um ein Buch oder Kissen, das du auf dem Tisch plaziert hast. Auf das Buch oder Kissen legst du deine Stirn. Wenn der Kopf noch zu weit nach unten geneigt ist, spürst du ein unangenehmes Ziehen im Nacken. Dann lege noch ein weiteres Buch oder Kissen obenauf.

**Dein Rücken braucht regelmäßig solche Entspannungsphasen.**

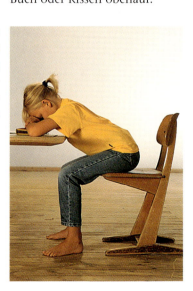

## Entspannungsmusik

Suche dir eine beruhigende, angenehme, nicht zu laute Musik aus. Mit Musik kannst du auch besser abschalten. Es kann eine schöne Melodie sein, aber auch Aufnahmen von Meeresrauschen, Bachgeplätscher und Vogelzwitschern eignen sich gut. Probiere aus, was dir gefällt und dich zur Ruhe bringt.

**Sanfte Musik ist ideal zum Entspannen**

## Meinen Atem spüren

- 4–14 Jahre
- Einzelübung
- 2–3 Minuten

▶ Mache es dir in Rückenlage mit einem kleinen Kissen unter dem Kopf bequem. Auf deinen Bauch legst du einen Gegenstand, zum Beispiel ein Heft, ein Lineal oder ein Kuscheltier. Lege die Arme neben deinen Körper. Jetzt spüre mit geschlossenen Augen deinen Atem. Atme durch die Nase ein und durch den Mund wieder aus. Lenke deine Aufmerksamkeit auf den Bauch, und spüre nach, wie sich beim Einatmen der Bauch hebt und wie er sich beim Ausatmen senkt.

**Atme ganz bewußt und gleichmäßig in den Bauch**

# In Ruhe entspannen

**PRAXIS**

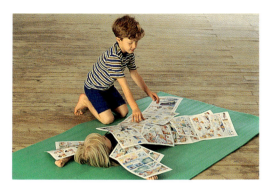

## *Teigrollen*

- 4–11 Jahre
- Partnerübung
- 2–3 Minuten für jedes Kind

▶ Besorgt euch eine Papprolle. Lege dich auf eine Decke oder Matte auf den Bauch. Dein Übungspartner kniet neben dir. Jetzt laß dich von ihm mit der Papprolle wie ein Teig ausrollen: erst die Beine, dann den Po und den Rücken, danach die Arme und ganz vorsichtig auch den Hals. Verständigt euch zwischendurch, wo der »Kuchenbäcker« fester und wo er vorsichtiger den »Teig« ausrollen soll. Danach bist du »Bäcker«, und dein Partner ist der »Teig«.

**Für den Mund könnt ihr ein kleines Loch freilassen.**

## *Deck mich zu*

- 4–14 Jahre
- Partnerübung
- 3–4 Minuten für jedes Kind

▶ Nehmt euch einen Stapel Zeitungen oder Bierdeckel. Dein Übungspartner legt sich mit kurzer Sportbekleidung und barfuß bequem auf den Rücken. Jetzt beginne, ihn mit Zeitungen oder Bierdeckeln zuzudecken. Fange dabei mit den Füßen an und decke erst am Schluß das Gesicht ab. Wenn du fertig bist, dann schau dir dein Kunstwerk in Ruhe an. Dein Partner darf danach alle Zeitungen oder Bierdeckel von sich schütteln. Dann bist du an der Reihe und wirst zugedeckt.

**Vergeßt nicht, auch seitlich auszurollen.**

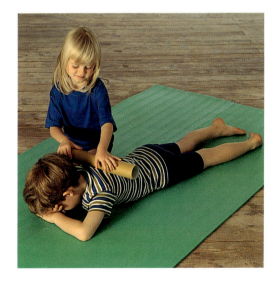

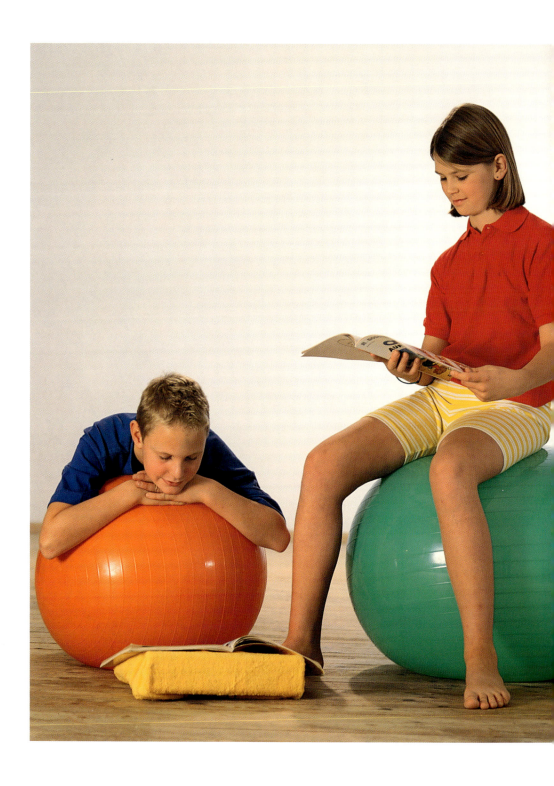

**PRAXIS**
**81**

# Im Alltag den Rücken entzücken

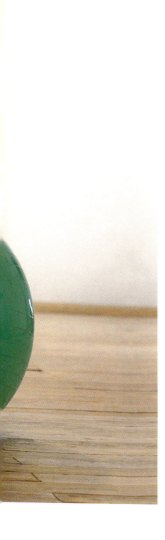

Dieses Kapitel wendet sich in erster Linie an Schulkinder. Allerdings können auch schon Kindergartenkinder viele der Dinge, die vorgestellt werden, lernen – etwa wie man etwas richtig trägt oder daß man auch im Liegen mit einem Keilkissen unter dem Bauch toll spielen kann. Sie können das Kapitel mit einem jüngeren Kind zusammen lesen, Kinder ab etwa 12 Jahren lesen die Seiten vielleicht lieber allein. Die Tips und Tricks sind für Sie genauso wichtig wie für Ihr Kind: Es lernt zum Beispiel, wie man rückenfreundlich sitzt und welche gesunden Alternativen es gibt; wie man sich richtig bückt, leichte und schwere Gegenstände hebt, wie der Schulranzen getragen werden sollte und warum das Fahrradfahren mit einem hohen Lenker dem Rücken besser bekommt.

# Tips und Tricks für zu Hause

## Wenn schon sitzen, dann so!

Wenn du lange sitzt, zum Beispiel weil du deine Hausaufgaben machst, dann dürfen weder dein Stuhl noch dein Schreibtisch zu hoch oder zu niedrig für deine Körpergröße sein. Denn sonst sitzt du mit krummem Rücken da. Erinnere dich an Kuno Krumm im ersten Kapitel dieses Buches. Was passiert mit den Bandscheiben, wenn der Rücken zu oft gekrümmt ist? – Sie werden stark zusammengedrückt, und du bekommst irgendwann Rückenschmerzen.

### Der richtige Stuhl

**Der richtige Stuhl muß deiner Körpergröße entsprechen**

Damit du gesund sitzen kannst, brauchst du einen Stuhl, der an deine Körpergröße angepaßt werden kann. Er darf nicht zu hoch sein, damit deine Füße nicht in der Luft baumeln. Er soll aber auch nicht zu niedrig sein, denn sonst werden deine Beine zu sehr an den Rumpf gezwungen, das Becken kippt dabei nach hinten, und der Rücken wird zwangsläufig rund.

**So solltest du sitzen:**
Wie schon beim Fitball auf Seite 61 erklärt, mußt du darauf achten, daß:

● deine Füße immer fest auf dem Boden stehen und leicht nach außen zeigen
● die Beine gespreizt und die Knie wie deine Füße in einer Linie nach außen gerichtet sind
● die Oberschenkel leicht abfallend nach unten zeigen
● du dein Becken nach vorn aufrichtest
● du dein Brustbein nach vorne und oben streckst
● sich dein Hals und dein Kopf in einer Linie mit deiner aufgerichteten Wirbelsäule befinden.

**Wenn du so sitzt, geht es deinen Bandscheiben dabei gut**

**Willis Tip:** Es gibt Stühle zu kaufen, die in der Höhe verstellbar sind. Wenn du keinen solchen Stuhl hast, greifst du in die Trickkiste: Ist der Stuhl zu hoch, dann lege ein dickes Buch unter deine Füße – schon hast du Bodenkontakt. Ist er zu niedrig, dann setze dich auf ein hohes Kissen, am besten auf ein Keilkissen – siehe nächste Seite.

# PRAXIS
## Wenn schon sitzen, dann so!

Bei den Schulaufgaben richte dich zwischendurch immer wieder so gerade auf.

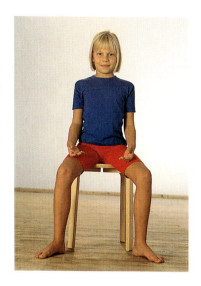

### Andere Möglichkeiten, wie du sitzen kannst

#### Der Fitball
Wenn du aufrecht und gerade sitzt, merkst du schnell, wie anstrengend das auf Dauer ist. Deshalb kannst du statt immer nur auf dem Stuhl zwischendurch auch mal auf dem Fitball sitzen. Darauf kannst du dich besser hin- und herbewegen, und das gefällt den Bandscheiben sehr. Leichtes Federn auf dem Fitball bringt Muskeln und Gelenke in Schwung und entlastet deine Bandscheiben.

#### Das Sitzkeilkissen
Wie ein Keil ist das Sitzkeilkissen am hinteren Ende etwa 6 bis 7 cm hoch und vorne nur noch 1 cm. Darauf kannst du besser geradesitzen, denn durch die Schräge wird das Becken automatisch nach vorne gekippt und deine Wirbelsäule aufgerichtet. Vergiß aber nicht, auch dein Brustbein nach vorne und oben zu strecken. Weil das Keilkissen auch die Sitzposition erhöht, eignet es sich auch bei zu niedrigen Stühlen.

### Willis Merkreim:
Sitzt du zu lange rund, dann ist das für den Rücken nicht gesund. Aufrecht sitzen und bewegt werden hin und her, das freut den Rücken sehr!

Babsi und Willi finden's cool: Fitball und Keilkissen als Alternativen zum Stuhl.

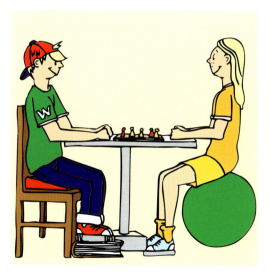

# Tips und Tricks für zu Hause

### Verkehrt herum Sitzen
Auch so kannst du gesund sitzen. Drehe deinen Stuhl verkehrt herum. Nimm den Po ein wenig nach hinten. Lehne dich mit dem Brustbein an die Rückenlehne, und lege die Unterarme übereinander auf die Rückenlehne.

**Abgestütztes Sitzen entlastet deine Bandscheiben.**

### Angelehntes Sitzen
Mußt du nicht schreiben, sondern etwas auswendig lernen, dann kannst du dich prima zurücklehnen. Rutsche mit deinem Po nach vorn. Dann lehne dich mit dem Rücken an die Stuhllehne und richte dein Becken auf. Die Lendenwirbelsäule bleibt leicht nach innen geschwungen. Die Hände legst du in den Schoß. Drücke ab und zu die Brustwirbelsäule gegen die Lehne, verlagere das Gewicht nach hinten und strecke die Arme über dem Kopf aus.

**Mit solchen Streckübungen vermeidest du einen Rundrücken.**

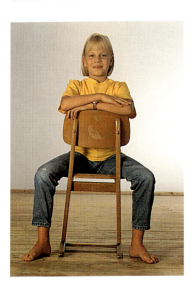

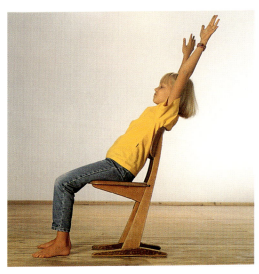

### Abgestütztes Sitzen
Setze dich mit dem Po weit nach hinten auf den Stuhl, und richte dann dein Becken nach vorn hin auf. Die Lendenwirbelsäule soll dabei noch ein wenig nach innen geschwungen bleiben. Nun stütze dich mit beiden Unterarmen auf dem Tisch ab. Die Wirbelsäule ist jetzt nach vorn geneigt.

# Wenn schon sitzen, dann so!

**PRAXIS 85**

**Babsis Tip:** Denke auch in der Schule daran, was du aus einem zu niedrigen oder zu hohen Stuhl machen kannst und wie du geschickt die Haltung beim Sitzen wechselst.

## Der richtige Schreibtisch

Wenn du die richtige Höhe für deinen Stuhl gefunden hast, dann ist dein Schreibtisch dran. Die Beine brauchen genügend Bewegungsfreiheit. Mindestens 10 cm Spielraum müssen deine Oberschenkel deshalb unter der Tischunterkante haben. Kippst du den Schreibtisch ein wenig zu dir, dann muß dein Nacken nicht zu stark nach unten abknicken. Du kannst geradesitzen und bekommst keine Nackenschmerzen.

**Willis Tip:** Wenn du deinen Schreibtisch nicht kippen kannst, dann benutze einen Tischnotenständer, einen Aktenordner oder ein Keilkissen als Schreib-, Lese- oder Rechenunterlage. Auch mit diesen günstigen Tricks erreichst du eine gerade und damit bessere Arbeitshaltung.

## Alternativen zum Schreibtisch

### Das Stehpult
Immer nur sitzen – das schaffen selbst Willi Wirbel und Babsi Bandscheibe nicht die ganze Zeit aufrecht und mit geradem Rücken. Klar, sich zwischendurch bewegen und strecken, das tut gut. Doch gibt es noch eine tolle Alternative. Einige Aufgaben kannst du nämlich auch gut im Stehen machen. Ein Steharbeitsplatz ist einfach und preiswert herzustellen. Mit zwei an der Wand angebrachten Regalträgerschienen und zwei Regalträgern ist der Anfang dafür gemacht. Jetzt brauchst du noch ein etwa 70 bis 80 cm breites und

*Willi hat die ideale Kombination: verstellbarer Stuhl und kippbarer Schreibtisch.*

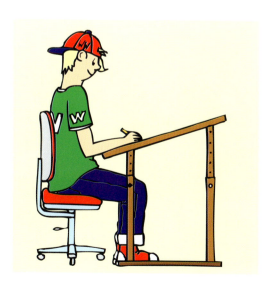

*So kannst du auch einen kippbaren Schreibtisch ersetzen*

*Bitte deine Eltern, dir ein Stehpult zu kaufen oder basteln*

# PRAXIS
## Tips und Tricks für zu Hause

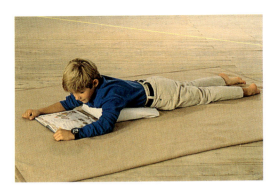

*Babsi macht ihre Hausaufgaben zur Abwechslung an einem Stehpult.* 40 cm tiefes, massives Holzbrett, das auf die Regalträger gelegt werden kann. Vorne sollte dieses Brett mit Schmirgelpapier leicht abgerundet werden, damit du dir beim Abstützen mit deinen Unterarmen an der Vorderkante nicht weh tun kannst. Jetzt hast du die Möglichkeit, einen Teil deiner Hausaufgaben im Sitzen, den anderen Teil im Stehen zu verrichten. Dieser Wechsel tut deinem Rücken gut.

### Die unterstützte Bauchlage
Noch mehr Bewegung und Abwechslung hast du bei deinen Hausaufgaben, wenn du in einer unterstützten Bauchlage liest oder schreibst. Nimm ein Keilkissen und lege dich mit deinem Brustkorb darauf. Ist dir das so noch zu niedrig, dann benutze ein weiteres Kissen als Unterlage; nun ist dein Bruskorb gut abgestützt, und dein Schultergürtel muß noch weniger mitstützen. Diese Bauchlage gefällt auch deinen Bandscheiben, denn die können sich so wieder gut mit Wasser füllen. Sie erhalten ihre Nährstoffe und werden prall und kräftig.

**Wenn dein Nacken in dieser Lage müde wird, drehe dich auf die Seite oder auf den Rücken.**

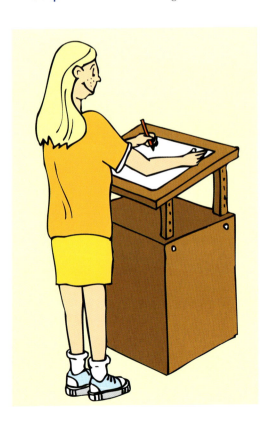

 **Willis Tip:** Auch lesen oder spielen kannst du in dieser Haltung prima.

## PRAXIS
### Richtig bücken und heben

# Richtig bücken und heben

Unzählige Male mußt du dich im Leben bücken. Viele Erwachsene bücken sich falsch mit durchgedrückten Knien und rundem Rücken, doch das ist eine Qual für ihre Bandscheiben. Wenn du dich aber mit geradem Rücken und gebeugten Knien bückst, kann deinem Rücken nichts passieren.

*Kannst du dich an Kuno Krumm auf Seite 18 erinnern?*

## *Schwere Gegenstände heben*

● Stell dich nah genug an den Gegenstand heran, den du heben willst. Nimm ihn am besten zwischen deine Füße.
● Deine Füße müssen wie beim gesunden Sitzen leicht nach außen zeigen. Die Beine müssen so angebeugt sein, daß die Kniespitzen in einer Linie über die Fußspitzen zeigen.
● Achte auf einen geraden Rücken beim Bücken, und denke auch an dein nach vorn und oben gestrecktes Brustbein!
● Beuge die Knie und schiebe deinen Po nach hinten.
● Hole Luft, wenn du in die Hocke gehst, und atme aus, wenn du den Gegenstand anhebst.
● Nimm den Gegenstand beim Anheben stets dicht an deinen Körper heran.
● Hebe allzu schwere Gegenstände nie allein!

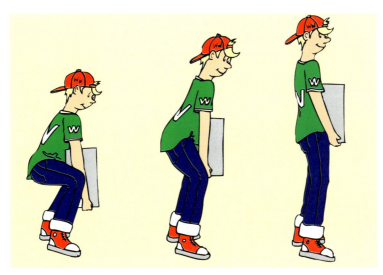

So hebst du richtig: die Beine sind leicht gespreizt, die Knie gebeugt und der Rücken gerade.

# PRAXIS
## Tips und Tricks für zu Hause

### Babsis Merkreim

Bücke dich nie mit gestrecktem Knie – bückst du dich auch nur nach 'ner Socke, geh dabei kräftig in die Hocke!

### Leichte Gegenstände heben

Leichtere Dinge wie Papier oder Geld kannst du auch aus dem Kniestand aufheben: Dabei steht ein Bein nach vorn aufgestellt, die Kniespitze zeigt über die Fußspitze. Auf dem anderen Bein kniest du. Beim Bücken neigst du deinen Oberkörper mit geradem Rücken über das aufgestellte Bein. Beim Aufstehen stützt du dich mit den Zehenspitzen des hinteren Beines ab und stehst mit geradem Rücken auf.

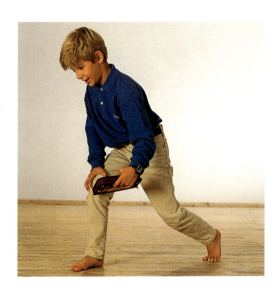

**Gehe zuerst in den halben Kniestand ...**

**... dann stehe mit geradem Rücken auf.**

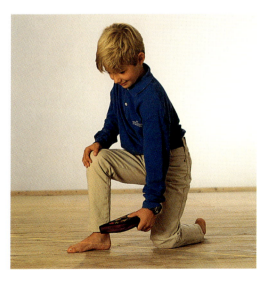

### Schuhe binden

Zum Schuhebinden kniest du auf einem Bein, das andere ist aufgestellt. Der Fuß steht sicher auf dem Boden, die Kniespitze zeigt über die Fußspitze. Lege nun deinen Oberkörper auf den Oberschenkel des aufgestellten Beines. Während du dich herunterbückst, kann der Rücken ruhig ein wenig rund werden. Da dein Oberkörper nun abgestützt auf dem Oberschenkel ruht, ist das nicht schlimm.

PRAXIS
## Den Schulranzen tragen
89

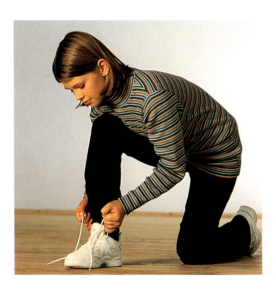

**So kannst du Schuhe rückenfreundlich binden.**

### Willis Merkreim

Auch beim Schuhebinden mußt du eine gute Haltung finden.

### Den Schulranzen tragen

Trage deinen Ranzen immer auf beiden Schultern. Die Riemen müssen so gut angezogen sein, daß er eng an der Brustwirbelsäule anliegt und nicht nach hinten wegkippt. Wenn du den Ranzen nur in einer Hand seitlich trägst oder über eine Schulter hängst, bekommst du auf Dauer eine schiefe Wirbelsäule und Rückenschmerzen. Statt dessen kannst du für kurze Zeit den Ranzen auch einmal vor dem Bauch tragen. Achte aber grundsätzlich darauf, daß du kein Hohlkreuz machst.

 **Babsis Tip:** Versuche immer nur das mitzunehmen, was nötig ist und so viel Unterrichtsmaterial wie möglich zu Hause oder in der Schule zu lassen. Günstig ist ein abschließbarer Schrank im Klassenraum, wo du zum Beispiel deinen Zeichenblock, den Malkasten und einige Arbeitshefte lassen kannst.

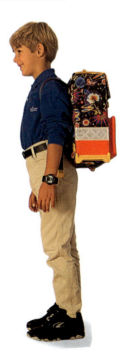

**Auch dein Schulranzen gehört auf beide Schultern, so bekommst du keinen krummen Rücken.**

# PRAXIS
## Tips und Tricks für zu Hause

**Verteile, was du tragen mußt, immer auf zwei Taschen.**

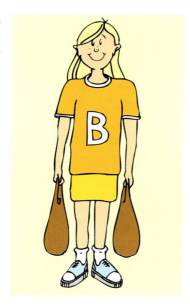

## Gewichte verteilen

Wenn du eine große, schwere Tasche in einer Hand trägst, bekommst du genauso leicht eine schiefe Wirbelsäule, wie wenn du den Schulranzen einseitig trägst. Machst du einen Einkauf für deine Eltern oder hast du etwas für dich zu tragen, dann denk daran, die Lasten auf beide Arme zu verteilen. Zwei halbvolle Taschen lassen sich besser tragen als eine vollgefüllte, schwere Tasche.

## Fahrrad fahren

Radeln und sich bewegen, das ist für Muskeln und Gelenke ein Segen. Doch wenn du mit rundem Rücken auf deinem Fahrrad hängst, ist das für Rücken und Nacken eine Qual. Bei einem kurzen Lenker mußt du ständig den Nacken nach hinten überstrecken, um nach vorne schauen zu können. Dadurch wird die Wirbelsäule wie ein abgeknickter Schlauch belastet. Nerven und Blutgefäße können so eingeklemmt werden, daß du Nacken- und Kopfschmerzen bekommst. Hast du aber einen breiten, seitlich gebogenen und hohen Lenker, kannst du bequem aufrecht Fahrrad fahren.

**Mit einem hohen Lenker kannst du ganz gerade sitzen.**

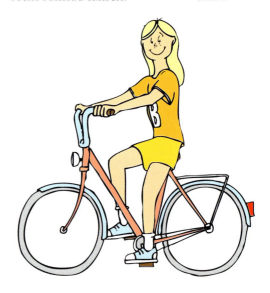

## Modellprogramme

# Modellprogramm für 4–6jährige Kinder (Dauer: rund 40 Minuten)

| Name der Übung | Seite | Gruppengröße | Wirkungsweise |
|---|---|---|---|
| *Erwärmen* | | | |
| Seil schwingen | 45 | Mit Partner | } Kreislaufanregung, Muskelerwärmung und Beinmuskelkräftigung |
| Matratzenhüpfen | 46 | Einzeln | |
| *Dehnen...* | | | |
| Fitball-Brückenbogen | 49 | Einzeln oder mit Partner | der Arm-, Brust-, Bauch- und Leistenmuskeln |
| Langmachen | 50 | Einzeln | der Schulter- und Brustmuskulatur |
| Bein strecken | 53 | Einzeln | der rückseitigen Oberschenkelmuskeln |
| Ferse ziehen | 53 | Einzeln | der vorderen Oberschenkelmuskeln |
| *Gleichgewicht und Haltung fördern* | | | |
| Reissäckchen auf dem Kopf | 60 | Einzeln | } Gleichgewicht und Haltung |
| Indianerübung | 62 | Einzeln | |
| *Kräftigen...* | | | |
| Luftballon-Bauchhalte | 64 | Einzeln | der oberen geraden Bauchmuskeln |
| Luftballonkerze | 65 | Einzeln | der unteren geraden Bauchmuskeln |
| Streck dich mit dem Luftballon | 69 | Einzeln | der Rücken- und Schultermuskeln |
| Flieger auf dem Fitball | 70 | Einzeln | der Rücken- und Schulterblattmuskeln |
| Das W mit oder ohne Gewichte | 71 | Einzeln | der Rücken-, Schulter- und Armmuskeln |
| Die Fitball-Brücke | 75 | Einzeln | der Bein-, Rumpf- und Schultermuskeln |
| *Entspannen* | | | |
| Der Hund im Regen | 76 | Einzeln | Allgemeine Entspannung, Körperwahrnehmung fördern |

## PRAXIS
## 92 Modellprogramme

## Modellprogramm für 7–11jährige Kinder (Dauer: rund 40 Minuten)

| Name der Übung | Seite | Gruppengröße | Wirkungsweise |
|---|---|---|---|
| **Erwärmen** | | | |
| Zickzack springen | 44 | Einzeln | } Kreislaufanregung, Muskelerwärmung und Beinmuskelkräftigung |
| Matratzenhüpfen | 46 | Einzeln | |
| **Dehnen...** | | | |
| Fitball-Brückenbogen | 49 | Einzeln oder mit Partner | der Arm-, Brust-, Bauch-, Leistenmuskeln |
| Bein strecken | 53 | Einzeln | der rückseitigen Oberschenkelmuskeln |
| Ferse ziehen | 53 | Einzeln | der vorderen Oberschenkelmuskeln |
| Becken drücken | 54 | Einzeln | der inneren langen Oberschenkelmuskeln |
| Das Brustbein im Türrahmen | 52 | Einzeln | der Waden-, Arm- und Brustmuskeln |
| **Gleichgewicht und Haltung fördern** | | | |
| Pritsch mit mir | 56 | Mit Partner | } Gleichgewicht und Haltung |
| Zweite Variante von Indianerübung mit Lasso | 62 | Einzeln | |
| **Kräftigen...** | | | |
| Luftballon-Stufe | 64 | Einzeln | der geraden Bauchmuskeln |
| Band spannen – Stufe halten | 67 | Einzeln | der schrägen Bauchmuskeln |
| Streck dich über dem Stuhl | 69 | Mit Partner | der unteren Rücken- und Hüftstreckmuskeln |
| Die Fitball-Brücke | 75 | Einzeln | der Bein-, Rumpf- und Schultermuskeln |
| Variante von Das X mit Gewichten | 72 | Einzeln | der Arm-, Schulter-, Rücken- und Beinmuskeln |
| **Entspannen** | | | |
| Wackelpudding | 77 | Mit Partner | Allgemeine Entspannung, Körperwahrnehmung fördern |

# Modellprogramme

## Modellprogramm für 12–14jährige Kinder (Dauer: rund 40 Minuten)

| Name der Übung | Seite | Gruppengröße | Wirkungsweise |
|---|---|---|---|
| *Erwärmen* | | | |
| Hüpfen und jonglieren | 46 | Einzeln | } Kreislaufanregung, Muskelerwärmung und Beinmuskelkräftigung |
| Variante von Hüpfen und jonglieren | 46 | Mit Partner | |
| *Dehnen…* | | | |
| Fitball-Brückenbogen | 49 | Einzeln oder mit Partner | der Arm-, Brust-, Bauch- und Leistenmuskeln |
| Bein strecken | 53 | Einzeln | der rückseitigen Oberschenkelmuskeln |
| Ferse ziehen | 53 | Einzeln | der vorderen Oberschenkelmuskeln |
| Das Brustbein im Türrahmen | 52 | Einzeln | der Arm-, Brust- und Wadenmuskeln |
| *Gleichgewicht und Haltung fördern* | | | |
| Luftballon zupritschen | 58 | Mit Partner | } Gleichgewicht und Haltung |
| Vierfüßlerstand | 63 | Einzeln | |
| *Kräftigen…* | | | |
| Luftballon nehmen und geben | 66 | Partner | der Bauch- und Beinmuskeln |
| Band spannen – Stufe halten | 67 | Einzeln | der schrägen Bauchmuskeln |
| Streck dich über dem Stuhl | 69 | Mit Partner | der unteren Rücken- und Hüftstreckmuskeln |
| Das W mit Gewichten | 71 | Einzeln | der Rücken-, Schulter- und Armmuskeln |
| Die Fitball-Brücke | 75 | Einzeln | der Bein-, Rumpf- und Schultermuskeln |
| Band kreuzen auf dem Fitball | 74 | Einzeln | der Rumpfmuskeln |
| *Entspannen* | | | |
| Meinen Atem spüren | 78 | Einzeln | Entspannung, Körperwahrnehmung |

# Zum Nachschlagen

## Bücher, die weiterhelfen

*Gesundheit. Der neue große Familien-Ratgeber;* Gräfe und Unzer Verlag

Kempf, Hans-Dieter; Fischer, Jürgen, *Rückenschule für Kinder;* Rowohlt-Verlag

Kollmuß, Sabine; Stolz, Siegried, *Rückenschule für Kinder;* Pflaum-Verlag

Nentwig, Christian G.; Ullrich, Carl-Heinz (Hrsg.), *Die Rückenschule;* Enke-Verlag

Team der AOK-Weser-Bergland-Klinik, *Kinderrückenschule;* Wilhelm-Bell-Verlag

Wilhelm, Gudrun, Dr., *Fitneß und Spaß mit Ball und Band;* Gräfe und Unzer Verlag

### Rund um das Thema Kind
(alle Titel aus dem Gräfe und Unzer Verlag)

Koneberg, Ludwig; Förder, Gabriele, *Kinesiologie für Kinder*

Schmidt, Sigrid, *Bach-Blüten für Kinder*

Stellmann, Dr. med. Michael, *Kinderkrankheiten natürlich behandeln*

Stumpf, Werner, *Homöopathie für Kinder*

Kendel, Dr. med. Helmut, *Kinderkrankheiten*

## Adressen, die weiterhelfen

Bundesarbeitsgemeinschaft zur Förderung haltungs- und bewegungsauffälliger Kinder und Jugendlicher e.V.
Friedrichstr. 14
65185 Wiesbaden

Forum: Gesunder Rücken – besser leben e. V.
Adresse wie oben

Fitneßabteilungen lokaler Turn- und Sportvereine

# Sachregister

Alarmzeichen 25
Alltag 82
Alltagsverhalten 15
Altersgruppen 40
Altersstufen 24
Armmuskeln 21, 29
– dehnen 49, 51, 52
– kräftigen 71, 72
Armvorhaltetest nach
  Mathiass 28
Atem 77
Atmung 11, 38
Auffälligkeiten 25
Aufwärmen 24
Ausweichbewegung 28, 29

Babynest 10
Babys 9
Babywippe 9
Balancieren 23, 27
Bänder 17
Bandscheibe 8, 18, 82, 83,
  86, 87
Bandscheibenkern 18
Bandscheibenringe 19
Bauchlage 18
– unterstützte 11, 86
Bauchmuskeln,
  geschwächte 22
Bauchmuskeln
– testen 30
– dehnen 48, 49
– kräftigen 64, 67
Bauchmuskelspannung 28
Beckenstellung 28
Beinmuskeln 21
– testen 33, 34
– dehnen 52, 53, 54
– kräftigen 72
Beobachtung 11
Beugemuskeln 20
Bewegungsablauf, gesunder 10
Bewegungsdrang 10
Bewegungsinseln 11
Bewegungspausen 13
Bewegungsspielraum 10
Bezugspersonen 8
Biceps 20
Bodenkontakt 43, 61, 82
Brustbein 32
Brustkyphose 16

Brustmuskeln 20
– dehnen 49, 50, 51, 52
Brustwirbelsäule 16, 32
Bücken, richtiges 87

Computerspiele 15

Dehnen 48
Dehnschmerz 41
Dehnungsphase 39
Dornfortsätze 17
Dschungelreise 12

Einsicht 13
Elternabend 14
Entspannen 76
– in Ruhe 77
– am Schreibtisch 78
Entwicklungsschritte 24
Erwärmen 44
Erwärmungsphase 39

Fahrrad fahren 90
Fitball 13, 43, 83
– erwärmen mit dem 47
– dehnen mit dem 49, 50, 51
– Gleichgewicht trainieren
  mit dem 57, 58
– Haltung trainieren mit dem
  61, 62
– Muskeln kräftigen mit dem
  67, 70, 71, 74, 75
Fußmuskeln 21

Gewichte 42
– kräftigen mit Gewichten
  71, 72
Gewichte verteilen 90
Gleichgewicht- und Koordinationstraining 55
Gleichgewichtsstörungen 22,
  23, 39
Grobmotorische Fähigkeiten
  testen 26
Grundschulalter 12
Grundspannung in Bauch-
  lage 68
Gummiband 43, 67, 73, 74
– wickeln 67
– kräftigen mit dem 67, 73, 74

Halslordose 16
Halsmuskeln
– vordere 31

– kräftigen 65
Haltung und Körperwahr-
  nehmung trainieren 61
Haltung, aufgerichtete 28
Haltungsschäden 8, 12
Haltungsschwächen 12, 22
Haltungsstabilität und Muskel-
  kraft testen 28
Heben
– leichte Gegenstände 88
– richtiges 87
– schwere Gegenstände 87
Herz-Kreislaufsystem 44
Hilfestellung 38, 49, 70
Hohlkreuz 22, 28, 29, 89
Hohlrundrücken 23

Imitation 11
Inhalte, theoretische 13

Keilkissen 86
Kinderarzt 25, 40
Kindergartenkinder 10
Kleidung 24, 28, 38
Kleinkinder 9
Koordination testen 27
– trainieren 55
Koordinationsstörungen 23, 39
Körpergröße 43, 82
Körperwahrnehmung 11
Krabbelphase 9
Kyphose 16

Lasten tragen 90
Lauflernhilfen 10
Lehrer 13
Leichthanteln 42
Leistenmuskeln
– dehnen 49, 51
Leistungsniveau 40
Lendenkissen 42, 48
Lendenlordose 16
Lendenwirbelsäule 16, 22, 30
Lordose 16
Luftballon 42
– erwärmen mit dem 46, 47
– Gleichgewicht trainieren mit
  dem 55, 56, 57, 58
– Muskeln kräftigen mit dem
  64, 65, 66, 69

Mannschaftssport 14
Matratze 43
– erwärmen mit der 46

# Sachregister/Impressum

– Gleichgewicht trainieren
  mit der 55
Minitrampolin 43
Modellprogramm 91, 92, 93
Modellübersicht 35
Motivation 15
Musik 13, 58, 76, 78
Muskelkraft 28
Muskeln 20
– kräftigen 64
– verkürzte 33, 34
Muskelschwäche 28, 39

Nackenmuskeln 32
Nerven 19, 90
Nervenbahnen 17

Organe, innere 20
Orthopäde 25, 40, 41
Päckchenhalte 32
Physiotherapeut 25, 41
Platz 38
Pubertät 14

Querfortsätze 17

Reissäckchen 42
– Gleichgewicht trainieren mit
  dem 58, 60, 63
– Muskeln kräftigen mit dem 73
Rhythmusspiele 23
Rückenlage 18, 30
Rückenmarkskanal 19
Rückenmuskeln 20
– dehnen 51
– geschwächte 22
– kräftigen 69, 70, 71, 72
– testen 31
Rückenschmerzen 19
Rumpfmuskeln 22, 29
– kräftigen 73
Rundrücken 11, 23

Schmerzen 41, 48
Schreibtisch 82
– der richtige 85
Schuhe binden 88
Schulranzen tragen 12, 89
Schulterblattspannung 28
Schultermuskeln 29
– dehnen 50
– kräftigen 71, 72
Sitzalternativen 11, 13, 83

Sitzen
– abgestützt 84
– angelehntes 84
– richtiges 82
– verkehrtherum 84
Sitzkeilkissen 13, 83
Sitzkyphose 11
Sitzschale 9
Spielecken 11
Sportart 14
Springseil 43
– erwärmen mit dem 44, 45
– Haltung trainieren mit dem 62
Stand, rückenfreundlicher 59
Stehpult 85
Streckmuskeln 20
Stuhl, der richtige 82
Stuhlaerobic 13
Stuhlkreis 11
Symbole 41

Tips für zu Hause 82
Tests 25
Training
– spielerisches 15
– regelmäßiges 39
Trainingsprogramm 44
Triceps 20

U-Halte 32
Überfordern 40
Übungsangaben 41
Übungsaufbau, idealer 39
Übungsauswahl 40
Übungsdauer 39, 41
Übungsgeräte 42
Übungsprogramm 38
Unterfordern 41

Verletzungen 17, 48

Wachstumsschub 14
Wadenmuskeln
– dehnen 52
Wiederholungen 41
Wirbelbogen 17, 19
Wirbelknochen 16
Wirbelkörper 16, 17
Wirbelsäule 16
Wirbelsäulenhaltung, runde 10

Zerrungen 48
Zwischenwirbellöcher 19

## Impressum

© 1998 Gräfe und Unzer
Verlag GmbH, München
Alle Rechte vorbehalten. Nach-
druck, auch auszugsweise, sowie
Verbreitung durch Film, Funk und
Fernsehen, durch fotomechani-
sche Wiedergabe, Tonträger  und
Datenverarbeitungssysteme jeder
Art nur mit schriftlicher Genehmi-
gung des Verlages.

Redaktion: Reinhard Brendli M.A.
Lektorat: Angela Hermann-Heene

Illustrationen: Martin Scharf
Fotos: Alexander Walter
(Styling: Jeanette Heerwagen)
Weitere Fotos:
Andrea Leiber: Seite 10;
Mauritius (Hubatka): Seite 15;
Pictor International: Seite 24

Layout und Umschlaggestaltung:
Heinz Kraxenberger
Produktion: Ina Hochbach
Satz: BuchHaus Robert Gigler
GmbH, München
Lithos: Longo, I-Frangart
Druck: Appl, Wemding
Bindung: Sellier, Freising

ISBN 3-7742-3189-3

| Auflage | 5. | 4. | 3. | 2. | 1. |
|---------|----|----|----|----|----|
| Jahr | 02 | 01 | 00 | 99 | 98 |

Die GU-Homepage finden Sie im
Internet unter: www.gu-online.de

### Dank
Wir danken allen Kindern, die uns
mit viel Begeisterung und Engage-
ment bei den Fotoaufnahmen
unterstützt haben, sowie den
Autoren Christian G. Nentwig
und Anne B. Czolbe dafür, daß
wir die Namen »Willi Wirbel«
und »Kuno Krumm« verwenden
durften.